PRÉCIS

DES

MALADIES BLENNORRHAGIQUES

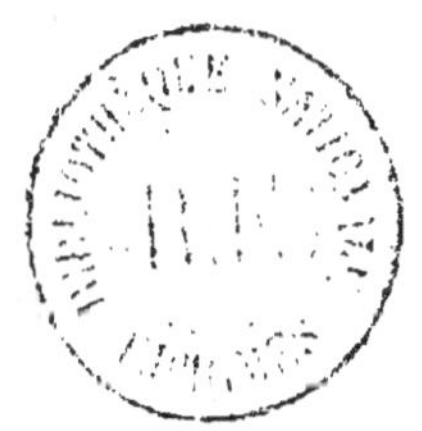

A LA MÊME LIBRAIRIE

CHARRIER, ancien interne des hôpitaux. — **De la péritonite blennorrhagique chez la femme (périmétrite, périsalpingite).** Prix.......................... 4 fr.

CRIVELLI, ancien interne des hôpitaux. — **Nature et traitement de la blennorrhagie.** Prix......... 4 fr.

FURBRINGER (P.), directeur de l'hôpital Friedrichshain de Berlin. — **Traité des maladies des organes génito-urinaires.**

Tome I. — Traduction française annotée par le Dr **G. Caussade**, ancien interne des hôpitaux. 15 figures.

Tome II. — Annoté par le Dr **H. Hartmann**, ancien prosecteur à la Faculté. 54 figures. Préface par le professeur **F. Guyon.**
Prix : LES DEUX VOLUMES .... 25 fr.

HARTMANN, prosecteur à la Faculté. — **Des névralgies vésicales.** Prix.............................. 4 fr.

HALLÉ (N.), ancien interne des hôpitaux. — **Urétérites et pyélites.** 1 vol. in-8, avec 8 planches dessinées par l'auteur. Prix.............................. 8 fr.

MONPROFIT, ancien interne des hôpitaux. — **Salpingites et ovarites.** Avec de nombreuses figures intercalées dans le texte. Prix.................... 6 fr.

MORDRET, ancien interne des hôpitaux. — **Étude anatomo-pathologique et clinique sur les salpingo-ovarites.** Prix.............................. 3 fr.

MOYNAC. — **Conseils aux personnes qui souffrent des voies génito-urinaires.** Prix................. 5 fr.

RABUTEAU. — **Éléments d'urologie ou analyse des urines, des dépôts et calculs urinaires.** Ouvrage contenant 35 gravures dans le texte. 1 vol. in-8. Prix. 4 fr.

Tours, imp. Deslis Frères, rue Gambetta, 6.

PRÉCIS

DES

MALADIES BLENNORRHAGIQUES

Par le D^r Ch. AUDRY

CHARGÉ DE LA CLINIQUE DE DERMATO-SYPHILIGRAPHIE

A LA FACULTÉ DE MÉDECINE DE TOULOUSE

Avec figures dans le texte

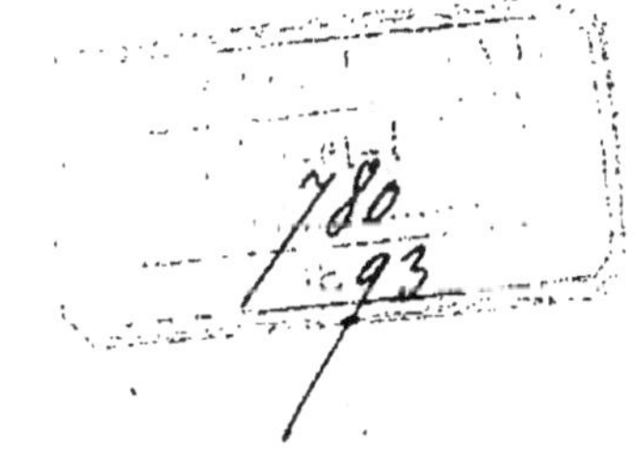

PARIS

G. STEINHEIL, ÉDITEUR

2, RUE CASIMIR-DELAVIGNE

1894

I

GÉNÉRALITÉS

---

§ 1. — DÉFINITION [1]

Bibliographie générale. — ROLLET : *Traité des maladies véné-
riennes ;* art. : *Blennorrhagie* du *Dictionnaire de Dechambre.* —
FOURNIER : art. *Blennorrhagie, in Dictionnaire de Jaccoud.* —
L. JULLIEN : *Traité pratique des maladies vénériennes,* 2ᵉ éd. —
NEUMANN : *Lehrbuch der venerischen Krankheiten,* I Theil., 1888.
— FINGER : *Die Blennorrhoe der Sexualorgane,* 2ᵉ éd., 1891.
Les collections des *Annales de dermatologie et de syphiligraphie,*
des *Annales des maladies des organes génito-urinaires,* des *Archiv.
für Dermatologie und Syphilis,* etc. etc. ; enfin la précieuse
publication de Procksch. Nous n'avons donné d'indications
bibliographiques détaillées que des textes dont nous avons
personnellement consulté les originaux.

On doit considérer comme blennorrhagiques toutes
les maladies, et celles-là seules, qui sont dues à l'action directe ou indirecte, mais toujours primitive d'un
microorganisme pathogène dont la définition précise

---

[1] Nous jugeons inutile de refaire ici l'histoire de la blennorrhagie. Elle ne comporte plus qu'un intérêt purement spéculatif. Le
lecteur se reportera au *Traité d'Astruc,* à la thèse de Chabalier
(Paris, 1860), aux livres de L. Jullien, de Neumann, etc.

a été fournie, en 1879, par *M. Neisser* (de Breslau) et qu'il a nommé *gonocoque* [1].

§ 2. — LE GONOCOQUE

Bibliographie. — Tous les traités et les manuels de bactériologie. E. Bumm : *Der microorganismus der gonorrhoischen Schleimhaut-erkrankungen*, 1887. — Aubert : *Lyon méd.*, 1884 et suivants. — G. Roux : *Province médicale*, 1888. — Welander : *A. D. S.*, 1889. — Rosinski : *Zeitsch. für Gebürt. und Gyn.*, t. XXII. 1891. — Menge : même indication, t. XXI. — Wertheim : *A. D. S.*, 1892. 1893. — D'Ahrlac : Th. de Lyon, 1892. — Gebbart : *A. D. S.*, 1893. — Risso : *A. D. S.* ; etc. — La plupart des indications seront données dans le texte.

On sait que, depuis assez longtemps, les auteurs ont décrit des microorganismes dans le pus de la chaudepisse. On est généralement d'accord pour admettre qu'il a été découvert par M. Neisser, qui n'a d'ailleurs pas alors réussi à le cultiver. Depuis cette époque, le gonocoque a subi quelques assauts ; cependant, les attaques dirigées contre sa spécificité n'ont pas paru sérieuses. Du reste, on doit reconnaître que les notions précises, scientifiques, relatives à sa biologie et à sa différenciation, sont relativement de date récente et se sont beaucoup accrues pendant les dernières années.

---

[1] *Centralblatt für die med. Wissen.*, 1879, n° 28.

La mention : *A. D. S.* signifie : *Annales de dermatologie et de syphiligraphie.*

En effet, le problème était assez obscur à cause des complications nées de la présence dans l'urèthre de microbes saprophytes ou de l'existence d'uréthrites microbiennes développées indépendamment du gonocoque, enfin grâce à la constatation des bactéries pathogènes qui se trouvaient associées au microbe de Neisser dans le pus de chaudepisses authentiques.

Enfin, j'ajouterai qu'on a souvent parlé du gonocoque sans connaissances suffisamment précises, qu'on s'est longtemps trop fié à ses caractères morphologiques accessoires et que, par là, on a souvent, par pure ignorance, prêté le flanc à la critique.

Il n'est pas douteux que la muqueuse uréthrale d'un individu sain et adulte ne contienne des microbes. Lustgarten et Mannaberg [1] en ont isolé onze espèces différentes et ils ont ainsi montré comment l'urine d'un homme sain pouvait se trouver infectée à l'issue du méat. Ces faits ont été généralement confirmés par les recherches de MM. Petit et Wassermann [2]. On peut les considérer comme suffisamment établis. D'autres observateurs (Eraud, etc.) ont cru pouvoir admettre que ces microorganismes, purs saprophytes d'un canal normal, pouvaient acquérir, dans des conditions variables, de véritables propriétés pathogènes.

[1] *A. D. S.*, 1889.
[2] *Annales des mal. des org. génito-urinaires*, 1891.

En ce qui touche la question des microbes qui peuvent être découverts dans l'urèthre malade, tous les résultats semblent concorder sur ce point qu'on peut souvent découvrir des microbes très variés dans le pus uréthral. C'est un point sur lequel Bumm avait insisté. Giovanini en a isolé cinq espèces ; Legrain en a trouvé quatorze, etc. Il suffit d'avoir quelquefois ensemencé du pus de chaudepisse sur les milieux de cultures ordinaires pour être pénétré de cette notion. Très souvent on obtient des résultats positifs; or il ne peut s'agir du gonocoque qui, nous le verrons, ne vit pas sur ces milieux ; on a d'ailleurs affaire à des bacilles, des cocci, tout à fait variables, suivant les cas. Du reste, on sera encore bien plus frappé de cette vérité, si l'on a examiné le pus des uréthrites de la femme.

Enfin, il est bien établi actuellement que l'on peut voir se produire et évoluer des uréthrites suppurées tout à fait indépendantes du gonocoque. Nous aurons à revenir sur ces uréthrites bactériennes d'Aubert et de Bockart. On peut alors se trouver en présence de toutes les variétés possibles de microbes pyogènes (streptocoques, staphylocoques, bacilles, etc.).

Les observations de ce genre ne sont pas très rares, puisque Bockart a pu en réunir quatorze en quatre années. Elles sont probablement plus nombreuses encore qu'on ne le croit; on aura bien souvent l'occasion d'en constater si l'on examine les écoulements uréthraux qui survivent à quelques méthodes de traitement de la blennorrhagie. On peut dire que, normalement, il existe un degré léger d'uréthrite constant chez la femme.

Ces notions très abrégées nous montrent donc : 1° que l'urèthre sain peut contenir des microbes; 2° qu'il y a des uréthrites, suppuratives ou non, où le gonocoque ne joue aucun rôle; 3° que, dans d'autres uréthrites véritablement blennorrhagiques, le gonocoque se trouve associé à d'autres microbes. Ce n'est pas le moment de se demander s'il faut admettre des uréthrites diathésiques.

Mais, de tout ce qui précède, on conclura immédiatement à la nécessité de préciser autant que possible les caractères du gonocoque et les moyens de le reconnaître. C'est ainsi que nous étudierons successivement ses caractères morphologiques et ses propriétés biologiques.

I. — **Morphologie du gonocoque.** — Les caractères morphologiques sont relativement secondaires. Ils ne valent que par la réunion d'un certain nombre d'entre eux. Quelques-uns sont constants; d'autres changent suivant qu'on examine le microbe dans le pus ou dans les tissus.

FORME. — Le gonocoque est un coccus, plus exacte-

ment un diplocoque. Examiné à de faibles grossissements, il parait rond ; il offre aussi cet aspect dans les
points où il se trouve fixé sur une extrémité et non
étendu sur champ. Avec un grossissement conve-
nable, on voit qu'il affecte vaguement la forme d'une

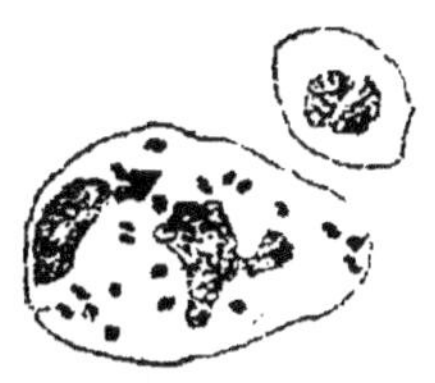

FIG. 1. — Gonocoque.

semelle ; plus exactement il est un peu allongé,
infléchi et échancré sur une de ses faces, celle qui
regarde son congénère, leurs extrémités tendant à se
rapprocher. Il mesure 1,25 μ de long sur 0,7 μ de
large (Finger) ; il est donc assez volumineux. Mais son
volume, sa quantité, etc., varient d'une époque à
l'autre dans l'exsudat d'une même lésion [1].

NOMBRE. — Généralement, les gonocoques se
trouvent en grand nombre (jusqu'à cent vingt en un
groupe) à l'état de floraison. Il est rare de les trouver
isolés par deux ou trois couples.

[1] Je dois les figures 1, 2, 3, 6, 7, 8 à l'obligeance de M. Del-
claux, qui les a dessinées d'après mes préparations.

Localisation. — Dans le pus, les *gonocoques habitent l'intérieur des cellules.* On les voit assez souvent en dehors des cellules ; mais ils ont alors été généralement expulsés par la brutalité de la préparation. On a dit qu'ils habitaient les cellules épithéliales et les leucocytes. MM. Macé et Legrain ont cru voir qu'au début de la blennorrhagie uréthrale on les trouvait surtout dans les cellules épithéliales ; qu'à la période aiguë, purulente, on les découvrait dans les leucocytes ; enfin, qu'ultérieurement ils réapparaissaient à l'intérieur des éléments épithéliaux. On est généralement d'accord pour admettre qu'en somme ils siègent le plus souvent dans les leucocytes ; et, pour ma part, pratiquant tous les jours plusieurs examens de pus blennorrhagique, je dois avouer que je les cherche et les trouve surtout dans les globules de pus, souvent aussi à côté des globules de pus d'où ils ont été chassés.

Les gonocoques sont donc groupés dans le protoplasme des leucocytes, autour des noyaux. Examinés sans coloration, ils apparaissent facilement comme des grains réfringents, assez volumineux, occupant l'intérieur des leucocytes.

Coloration. — Tout le monde sait que le gonocoque prend très facilement toutes les couleurs d'aniline. Le violet le teint brutalement ; le bleu, au contraire, avec plus de netteté et de délicatesse. Nous indiquerons ultérieurement la technique élémentaire qu'il faut suivre dans la recherche clinique. Du reste, cette réceptivité des matières colorantes ne fait qu'apporter une difficulté nouvelle dans le diagnostic des cas douteux, car cette propriété est commune à un très grand nombre de microbes.

Cependant, si le gonocoque prend les couleurs avec beaucoup de facilité, il ne les retient pas mieux. Nous possédons ainsi un caractère dont la valeur a été indiquée par G. Roux (de Lyon) et qui est universellement dénommé : *Signe de Roux* ; c'est que le gonocoque se décolore par l'alcool après passage dans le liquide de Gram. MM. Steinschneider et Galewsky ont apporté au signe de Roux une modification fort élégante. Après avoir suivi la technique de Gram, ils recolorent avec une solution anilinée de teinte différente de la première ; les gonocoques sont ainsi colorés autrement que les autres microbes qui ont gardé le premier réactif.

Mais, même perfectionné de la sorte, le signe de Roux isolé ne présente aucune valeur absolue, étant donné le très grand nombre de microorganismes qui possèdent la même réaction.

Ce n'est que combiné aux deux autres caractères (forme, groupement intracellulaire) qu'il acquiert toute son importance et répond ainsi à la triade exigée par Welander ; c'est, du reste, un bon caractère secondaire que le grand nombre de microbes.

Nous verrons plus loin que les meilleurs caractères de certitude sont fournis par les cultures.

II. — Propriétés physio-pathologiques du gonocoque. — Pour les connaître, il faut :

1° Étudier les rapports du gonocoque avec les tissus de l'homme ;

2° Connaître la manière dont il se comporte sur les milieux de culture que nous possédons.

Le gonocoque dans les tissus. — Cette étude est d'une importance capitale. Malheureusement, sa solution soulève de grandes difficultés. D'abord, il est nécessaire d'examiner des pièces fraîches et bien fixées, et il n'est pas facile de s'en procurer. De plus, l'impossibilité où l'on est de décolorer les tissus sans décolorer le gonocoque rend la technique histologique très délicate. Très généralement on a recours à des solutions variées de bleu de méthyle dont on surveille attentivement le degré de décoloration. Actuellement nous possédons des données très précises sur les rapports du gonocoque avec les tissus. E. Bumm pensait que les épithéliums cylindriques seuls pouvaient être attaqués par les microbes, au moins chez l'adulte ; lui-même l'étudia dans la conjonctive.

Wertheim l'a vu sur des coupes de trompes de Fallope ; von Frisch, dans la muqueuse rectale. Cependant Bumm admettait que des épithéliums pavimenteux des jeunes sujets (tractus génital des petites filles) pouvaient être envahis, probablement à cause de leur délicatesse. Mais une série de recherches ont montré que cette loi était inexacte. Les recherches de Fabry, de Jadassohn, de Carl Touton, portant sur les localisations de la blennorrhagie sur les glandes de Tyson, les follicules extra-uréthraux, la glande de Bartholin, ont montré que le gonocoque était très capable d'attaquer les épithéliums pavimenteux ; Wertheim les a découverts dans le péritoine ; M. Rosinski les a décrits et figurés sur des coupes de muqueuses buccales de nouveau-nés ; mais il faut noter qu'il croit l'envahissement impossible si la muqueuse n'est pas lésée par d'autres mécanismes. Il note également que, sur ses préparations, les gonocoques typiques dans l'exsudat purulent, habitent volontiers dans les tissus, hors des cellules. C. Touton et les autres les ont vus tantôt entre les cellules épithéliales, tantôt dans les leucocytes émigrés dans les muqueuses. Ce qui précède montre donc que les épithéliums cylindriques ne sont pas les seuls sujets à cette maladie. D'autre part, il paraît infiniment probable que l'épithélium des fosses nasales, qui est cylindrique lui-même, est invulnérable. Il est donc

possible qu'il y ait là une question de solidité, de résistance et non pas seulement de forme des cellules.

Du reste, il est actuellement acquis que le gonocoque peut envahir le tissu conjonctif. Dinkler les a
retrouvés dans la cornée et l'iris de deux yeux de
nouveau-nés vidés par une ophtalmie purulente.
Finger [1] pense qu'il peut pénétrer dans le tissu sous-
épithélial de l'urèthre ; cette assertion a été contestée
par Neisser et l'on sait que les examens anciens de
Bockart, qui avait vu des gonocoques dans les espaces
lymphatiques, sont généralement révoqués en doute.
Mais Deutschmann a vu les gonocoques dans le tissu
sous-épithélial de la conjonctive des nouveau-nés [2] ;
il les y a trouvés groupés autour des vaisseaux sanguins et lymphatiques. Cette donnée a une grande
importance, car elle explique comment on a pu constater avec certitude l'existence du gonocoque dans des
exsudats articulaires, et comment Lang et Paltauf
l'ont isolé dans du pus d'abcès sous-cutané péri-articulaire [3].

A l'heure actuelle, je ne connais pas de constatation
probante du gonocoque dans le sang.

Comment se comportent les tissus en présence du
gonocoque ? Nous avons dit que, dans les épithé-

---

[1] *A. D. S.*, 1892.
[2] *Græfe's Archiv*, 1890.
[3] *Archiv fur Derm. und Syph.*, 1893.

liums, il occupait surtout les espaces intercellulaires, où on le trouvait tantôt libre, tantôt englobé dans les leucocytes. Il y a longtemps que Podres y a vu avec raison, semble-t-il, un admirable type de mécanisme phagocytaire. Enfin, le gonocoque paraît avoir une propriété tout à fait singulière qui est de ramener à un type pavimenteux et même stratifié des épithéliums cylindriques. Sur tous ces points du reste, nous aurons à revenir en temps et lieu.

III. — **Culture du gonocoque.** —·Beaucoup d'auteurs ont dit avoir réussi à cultiver le gonocoque. Il faut être très réservé à l'égard du plus grand nombre de ces observations. E. Bumm est probablement le premier qui ait réussi véritablement et il indique la nécessité d'employer comme milieu le sérum de sang humain. M. Wertheim a fait faire de très grands progrès à la tchnique, en associant l'agar au sérum de sang humain extrait du placenta à la naissance. Bumm, Wertheim, Gebbart, Aufuso ont obtenu des· résultats dont l'authenticité a été confirmée par des inoculations positives. D'Arhlac, Risso ont probablement réussi de leur côté. Sur les plaques préparées d'après la méthode Wertheim, ensemencées et portées à l'étuve à 37°, on voit, au bout de vingt-quatre heures, apparaître de nombreuses petites colonies, transparentes, irrégulières dans tous les plans. En quatre à cinq jours, elles arrivent à constituer des plaques voilées, plus foncées à leur centre, à bords nets et irréguliers. La soustraction de l'oxygène favorise leur développement. Au bout de quatre semaines, les colonies conservent leur virulence. Au microscope, ces colonies apparaissent formées par des cocci groupés par deux ou quatre, assez différents de volume, décolorés après le Gram. Il est possible que des cultures commencées sur sérum de sang humain puissent encore végéter quelques jours sur les milieux ordinaires (sérum, agar, gélatine, etc.), mais elles succombent rapidement. On peut considérer comme un bon signe de la nature blennorrhagique d'un pus ce fait que son ensemencement sur milieu ordinaire reste stérile [1].

On a pratiqué plusieurs fois des inoculations avec des cultures régulières de gonocoque, et elles ont toujours été suivies de succès dans l'urèthre. Cependant il n'est pas toujours aisé d'avoir recours à un tel moyen de contrôle. Il serait donc très utile de posséder un réactif animal. On pensait autrefois que le chien était sujet à la chaudepisse. Les expériences de Horand et Peuch (V. Jullien) ont montré qu'il n'en était rien. Suivant Onodi, si l'on inocule du pus blennorrhagique dans

---

[1] J'ai vu, comme Steinschneider, que le gonocoque ne germe pas si l'on substitue le liquide d'hydrocèle au sérum de sang humain coagulé à la surface des plaques d'agar, suivant la technique de Wertheim.

l'œil sain du lapin, on n'obtient rien ; mais on provoque une ophtalmie purulente si l'on a préalablement traumatisé la conjonctive. Pour ma part, je ne puis confirmer cette assertion. Je n'ai rien obtenu, non plus, en injectant du pus blennorrhagique dans les articulations, dans le sang du lapin, dans la chambre antérieure de l'œil du cobaye. M. Charrier n'a pas été plus heureux en introduisant de grandes quantités de pus, par laparotomie, dans le ventre de ces animaux.

Il est, du reste, probable que le pus est beaucoup moins actif que les cultures de gonocoques, soit à cause de sa résidence intra-leucocytaire, soit parce qu'il est fortement atténué, ou même tué par les leucocytes qui l'entraînent.

Avec des cultures, Wertheim a réussi à provoquer des péritonites suppuratives. Il est difficile de savoir si les expériences de M. Legrain sur l'œil du cobaye ont été faites avec des cultures de gonocoque. Cela paraît improbable. M. Risso a obtenu des résultats positifs dans la chambre antérieure de l'œil de cet animal. M. Steinschneider a expliqué ces discordances en montrant que, si l'on introduisait dans l'œil des gonocoques seuls, on n'obtenait rien, et qu'au contraire on avait des résultats positifs si l'on y joignait un peu de sérum-agar [1]. Ainsi le gonocoque nous

---

[1] *Mercredi médical*, 1893.

apparaît comme un microorganisme très délicat, que la moindre perturbation fait périr. Mais son siège anatomique dans la profondeur des épithéliums le protège efficacement contre l'action directe qu'on aurait pu attendre des antiseptiques.

§ 3. — ÉTIOLOGIE GÉNÉRALE
CLASSIFICATION

Ce qui vient d'être dit simplifie singulièrement l'étude de l'étiologie des maladies blennorrhagiques. Elles ne sont rien autre chose que les maladies dues à l'action du gonocoque ; mais ce dernier peut exercer son influence de différentes manières.

1° Il travaille seul et par lui-même. Il en est ainsi dans la blennorrhagie uréthrale de l'homme, souvent dans la blennorrhagie urogénitale de la femme, toujours dans les ophtalmies blennorrhagiques, etc. Il est possible (Ehrmann) que, même dans ces cas, les associations microbiennes jouent un rôle favorisant ; mais on doit cependant les considérer comme relevant directement du gonocoque même. En pareil cas, le mécanisme de l'infection se réduit à l'inoculation du microbe sur une surface apte à lui permettre de pénétrer et de se multiplier. Mais c'est une erreur considérable que de considérer les maladies blennorrha-

giques comme nées uniquement par l'intermédiaire
du coït. La conception des « maladies vénériennes »
est à la fois fausse, injuste et dangereuse. La blennorrhagie infantile, vulvaire ou oculaire nous offre à
chaque instant des exemples où les contaminations
d'origine sexuelle manquent complètement.

2° Dans un second ordre de phénomènes, le gonocoque s'adjoint des collaborateurs dont le nombre
s'accroît de jour en jour. Bumm a, dès le début,
insisté sur leur importance. Il semble certain qu'une
foule de localisations, même très voisines de l'uréthrite : cystite, épididymite, etc., sont dans une large
part créées par des microbes pathogènes autres que le
gonocoque. Ce dernier, jouissant seul de la faculté
redoutable d'entamer et de blesser les épithéliums
sains, est tout à fait apte à ouvrir des voies d'infection
aux staphylocoques, aux streptocoques, au *coli commune*, etc. Cependant, de ce côté-là, nos connaissances
sont encore incomplètes, les faits récents de Wertheim
ayant considérablement augmenté le domaine propre
du gonocoque dans la zone péritonéale ;

3° Enfin, dans un certain nombre de cas, la localisation initiale de la blennorrhagie devient un foyer
d'infection générale, d'où partent des agents pathogènes
qui pénètrent dans la circulation générale sanguine
ou lymphatique. Nous savons maintenant que le gonocoque lui-même peut émigrer de la sorte. Cependant,

nous devons encore croire que, dans la grande majorité des cas, il s'agit encore là d'infections mixtes.

Il paraîtrait légitime de classer, comme nous venons
de le faire, les divers accidents qui constituent l'ensemble des maladies blennorrhagiques. Mais, en pratique, cela offrirait de graves inconvénients. Ce serait
manquer de sens clinique que de distraire complètement l'étude de la cystite de celle de l'uréthrite, et
nous diviserons notre travail comme il suit :

1° Une première partie comprendra les affections
blennorrhagiques secondaires à l'action locale, soit du
gonocoque, soit des microbes pathogènes associés,
agissant sur le foyer d'inoculation ou sur les organes
en continuité anatomique avec le précédent, *affections
résultant soit de l'inoculation, soit de la propagation*.

2° Dans la seconde, nous nous occuperons des manifestations dues à l'action d'agents pathogènes em-
portés par la circulation, accidents à distance, infections par la voie sanguine, *véritables métastases blennorrhagiques*, sinon toujours gonococciques.

Nous nommerons les premières: *affections ;* et les
secondes: *infections* blennorrhagiques.

PREMIÈRE PARTIE

AFFECTIONS BLENNORRHAGIQUES

Parmi les accidents que nous englobons sous cette désignation, il en est qui sont particuliers à l'un ou l'autre sexe; d'autres qui leur sont communs. Enfin, nous consacrerons un court chapitre à la blennorrhagie des enfants.

Nous étudierons donc successivement :

1° La blennorrhagie urogénitale de l'homme;

2° La blennorrhagie urogénitale de la femme;

3° La blennorrhagie urogénitale des enfants;

4° Les accidents blennorrhagiques communs à tous les sexes et à tous les âges.

PREMIÈRE SECTION

BLENNORRHAGIE UROGÉNITALE DE L'HOMME

On sait que nombre d'auteurs et, en particulier, la majeure partie des représentants de l'Ecole de Paris, entraînés par l'enseignement de Ricord, ont longtemps nié la spécificité de la blennorrhagie. Une des raisons de cette discordance doit être attribuée à la pluralité de nature des uréthrites. Cette pluralité a reçu sa consécration de la bactériologie, qui d'ailleurs s'est trouvée entièrement d'accord avec l'observation clinique.

En réalité, les uréthrites sont, dans l'immense majorité des cas, des uréthrites à gonocoques, mais non pas en totalité. Au reste, le pronostic et le traitement des unes et des autres sont différents à un tel point qu'il faut de toute nécessité établir entre elles des distinctions absolues, des diagnostics rigoureux. Quelques lignes sont donc nécessaires pour rappeler ici les grands traits des uréthrites suppurées non-gonococciques auxquelles on peut laisser le nom d'uréthrites bactériennes, proposé par Aubert.

Uréthrites bactériennes. — Lorsque Hernandez (de Toulon) eut donné, contre l'opinion de Hunter, la preuve que la chaudepisse n'avait rien de commun avec les maladies vénériennes débutant par des chancres, la spécificité de la blennorrhagie ne fut point pour cela établie sans conteste. On se souvient de la fameuse *recette* de Ricord. L'école de l'Antiquaille, qui déterminait alors les frontières de la syphilis, eut l'insigne mérite de maintenir énergiquement le principe de la spécificité blennorrhagique (Diday, Rollet). La notion qu'il peut exister des inflammations avec suppuration de la muqueuse uréthrale en dehors de la blennorrhagie vraie n'a fait que confirmer cette notion en expliquant les observations qui lui paraissaient contraires.

Au point de vue purement bactériologique, l'existence des uréthrites non gonococciques fut établie d'abord par Bockart, qui trouva des streptocoques dans le pus d'une uréthrite consécutive au cathétérisme (1884). Mais, à la même époque, Aubert donna les trois premières observations d'uréthrites bactériennes non traumatiques, vénériennes; il avait vu dans le pus des bacilles de formes variées, à l'exclusion du microbe de Neisser; ces uréthrites pouvaient se prolonger et se compliquer d'épididymite. Dès 1889, Bockart déclarait qu'il avait eu quatorze cas de ce genre en quatre ans. La même année, M. Rauziers en publiait trois observations. Puis, M. Legrain décrivait avec soin un cas où il trouva le microbe orangé de l'urèthre. M. Castex signala le *staphylococcus aureus* dans une uréthrite par cathétérisme, etc. etc. [1]. Enfin, on a journellement l'occasion d'en rencontrer des exemples divers ; il suffit pour cela d'examiner les exsudats uréthraux qu'on rencontre presque constamment chez la femme.

On peut diviser les uréthrites non gonococciques comme il suit :

1° *Uréthrite par action chimique pure.* — On peut admettre que le nitrate d'argent ou d'autres substances sont capables de provoquer des uréthrites suppurées aseptiques, plus ou moins passagères. Mais encore faut-il se demander si, en pareil cas, on ne doit pas faire jouer un rôle aux microbes qui peuvent normalement habiter la muqueuse uréthrale et dont les propriétés pathogènes peuvent être momentanément exaltées par la vulnération des tissus. La même remarque s'applique aux uréthrites médicamenteuses ou toxiques, cantharidiennes, iodopotassiques, etc.

2° *Uréthrites diathésiques.* — Elles devraient peut-être se confondre avec les précédentes. Il paraît certain que la goutte a parfois déterminé des écoulements purulents aigus de l'urèthre ; on a admis l'uréthrite satur-

[1] MINGUET : Th., Paris, 1892.

nine ; on a autrefois beaucoup parlé de l'uréthrite rhumatismale. Mais il est nécessaire de reprendre à l'avenir toutes les observations qu'on pourrait être tenté de considérer de la sorte. Elles ne seront valables que si elles sont accompagnées de bons examens bactériologiques. On peut donc garder quelques doutes sur leur existence réelle, tout en admettant que l'urine puisse acquérir des propriétés très irritantes pour l'épithélium uréthral.

3° *Uréthrites traumatiques.* — La grande majorité relève du cathétérisme. Nous avons dit que Bockart y rencontra des streptocoques ; Castex, l'*aureus*. Il est facile de comprendre pourquoi leur nature peut facilement différer d'un cas à l'autre ; c'est une question de contage. Toutes les fois qu'on examine les écoulements uréthraux que l'on rencontre souvent chez les prostatiques, chez les rétrécis cathétérisés et infectés, on trouve dans le pus, à côté des leucocytes, des microbes nombreux et variés, souvent à l'exclusion des gonocoques. Ces microbes jouissent de propriétés pathogènes locales ou s'exerçant à distance ; ils enfantent des cystites, des épididymites, des localisations pseudorhumatismales, etc.

4° *Uréthrites vénériennes.* — Il existe des uréthrites non gonococciques contractées par le coït. Elles peuvent, du reste, survenir d'emblée, et d'autres fois, beaucoup plus souvent, se greffer sur une muqueuse antérieurement lésée par une chaudepisse vraie. On sait que la vulve, le vagin et la cavité cervicale peuvent contenir, et contiennent en effet presque toujours, même à l'état normal, des microorganismes de toute espèce. Beaucoup sont probablement de purs saprophytes; mais on y trouve aussi des staphylocoques et des streptocoques parfaitement aptes à provoquer des désordres plus ou moins graves. On demandera pourquoi, en ce cas, les uréthrites de cette espèce ne sont pas très fréquentes et même presque infaillibles? Nous rappellerons que les divers agents dont nous venons de parler ne peuvent pas franchir les épithéliums sains et qu'ils ne végètent que sur des muqueuses où les événements antérieurs ont préparé leur culture. Cela suffit pour faire comprendre comment l'on *peut* théoriquement contracter une uréthrite suppurée avec une femme indemne de blennorrhagie; mais il sera peut-être prudent de considérer ces cas comme rares. Du reste, ils affectent d'ordinaire une physionomie clinique spéciale. Les accidents sont généralement beaucoup moins violents, l'infiltration manque, les érections douloureuses sont rares. Bien que l'écoulement puisse être très abondant et très purulent, la douleur fait défaut ou ne persiste pas. Les incubations sont souvent extraordinairement abrégées, quelques heures à peine parfois. En général, ces écoulements guérissent en quelques jours, soit spontanément, soit sous l'influence de quelques injections de sublimé ou de tout autre antiseptique. C'est que le processus reste d'ordinaire superficiel dans la muqueuse et que, très souvent aussi, il se limite à l'urèthre antérieur, toutes conditions qui les différencient profondément de celui de la blennorrhagie vraie. Du reste, comme il existe des blennorrhagies bénignes, on rencontre des uréthrites bactériennes graves ; on en voit qui persistent plusieurs mois, s'accompagnent d'épididymite et résistent aux désinfectants ; il en est souvent ainsi dans les uréthrites traumatiques, mais très rarement dans les uréthrites nées du coït. En règle générale, ces dernières sont moins graves et passagères. Leur marche et leur pronostic sont distincts.

On voit, dès lors, combien il est souvent nécessaire d'appuyer son diagnostic sur des signes précis fournis par l'examen microscopique. Même dans ces cas, il faut cependant examiner les malades avec le plus grand soin, comme des blennorrhagiens ordinaires : on comprend que, si l'on acquérait la certitude que l'inflammation s'est accidentellement étendue au-delà du sphincter de l'urèthre postérieur, il faudrait avoir recours à des moyens autres que les injections, c'est-à-dire aux instillations, aux lavages avec des sondes, même aux grands lavages sous pression.

———

CHAPITRE I

URÉTHRITES BLENNORRHAGIQUES

§ 1er. — Étiologie

L'infection uréthrale s'opère soit expérimentalement, soit par le coït.

Déjà, pendant les époques antérieures, de nombreux expérimentateurs ont reproduit la blennorrhagie chez les individus sains en mettant du pus de chaudepisse en contact avec la muqueuse normale. C'est même par des expériences de ce genre pratiquées sur des forçats que Hernandez a pu montrer que la chaudepisse n'engendrait que la chaudepisse et non point la syphilis. On sait que Hunter avait soutenu une opinion contraire pour s'être inoculé un chancre syphilitique avec un écoulement consécutif à un chancre endo-uréthral. On trouvera d'autres observations de ce genre dans le livre de Jullien. Dans ces derniers temps, on a reproduit des blennorrhagies types en inoculant non pas du pus, mais bien seulement des cultures de gonocoques.

Je pense qu'en dehors de ces cas la chaudepisse ne se contracte guère que par le coït. Nous ne pouvons pas accepter l'hypothèse des blennorrhagies à gonocoques uniquement secondaires à des érections prolongées, à la masturbation, etc. L'observation de M. Straus qui trouva des gonocoques dans un pus uréthral dont le porteur n'invoquait que l'onanisme ne suffit point pour nous convaincre : on sait trop ce qu'il faut penser de la sincérité et même des serments des malades; des millions d'individus se sont masturbés, et ce serait le premier qui aurait ainsi pris la chaudepisse. Chez les adultes, il faut, d'ailleurs, tenir un grand compte des réviviscences que les latences de la blennorrhagie expliquent très bien. Même chez l'enfant, une telle hypothèse pourra plus d'une fois être invoquée, on verra qu'il ne jouit pas plus de l'immunité gonorrhéique que du privilège de la chasteté.

Il existe quelques cas où l'on a incriminé le coït *ab ore*. Ainsi les observations anciennes de Diday, de Clerc, qui ne me convainquent aucunement. Un médecin de Lyon a trouvé le gonocoque dans un écoulement contracté de la sorte ; mais j'ai de bonnes raisons de croire à l'inexactitude des renseignements qui lui furent fournis. Delefosse a publié une observation récente (1890), mais chez un blennorrhagien récidiviste. Au surplus, je ne nie point absolument la possibilité de tels faits, mais je doute.

En règle générale, la chaudepisse ne se contracte donc que par le coït. Est-il nécessaire que la femme soit blennorrhagienne elle-même ? On peut admettre la fameuse théorie du « *vas* », c'est-à-dire que la femme pourrait être simplement dépositaire momentanée d'un virus qui la respecterait elle-même. Il y a même à ce sujet une anecdote classique excellemment racontée par Jullien. Mais je ne suis nullement convaincu que la femme en question n'ait point eu tout simplement une blennorrhagie rectale. En résumé, je crois que, dans la pratique, il faut être tout à fait défiant à l'égard de toutes ces anecdotes.

Au surplus, le coït peut être vaginal ou rectal, complet ou incomplet, etc. Il suffit que le méat soit mis en contact avec du pus virulent, c'est-à-dire contenant des gonocoques. L'inoculation sera d'autant plus facile que les microbes seront plus abondants, les contacts plus complets et plus prolongés, l'épithélium plus fragile.

Ainsi les coïts lents, l'absence de soins de propreté de la femme ou de l'homme, le retard de la miction après le coït, les malformations du méat plus ou moins hypospade et béant sont autant d'adjuvants. Peut-être tout n'était-il pas erroné dans l'idée des Arabistes (Mesué) lorsqu'ils disaient que la chaudepisse succède au coït pratiqué la femme étant sur l'homme ; en pareil cas, l'intromission est plus profonde et le méat vient étroitement se mettre en rapport avec le museau de tanche, qui est un des sièges favoris de la blennorrhagie chronique.

La vulnérabilité de l'épithélium uréthral est également une cause favorisante efficace ; c'est parce que la muqueuse ne recouvre jamais sa solidité primitive qu'on voit les blennorrhagiens récidiver avec tant de facilité ; les boissons alcooliques, les repas excitants agissent de la même façon, c'est-à-dire en augmentant la desquamation.

Il est difficile de savoir si l'inoculation se fait toujours immédiatement par le méat ; il est probable que les éléments vecteurs du gonocoque peuvent se tapir sous le reflet préputial et gagner ultérieurement l'urèthre. Ce que nous savons des blennorrhagies extra-uréthrales montre, en effet, que la chaudepisse peut débuter à ce niveau et même s'y cantonner.

On ne sait pas s'il faut un contact prolongé entre la substance chargée de virus et la muqueuse pour que celle-ci soit atteinte. Évidemment cette durée varie suivant l'état de réceptivité de l'urèthre et suivant la quantité et la qualité du pus générateur.

Quant aux modalités cliniques, elles ne montrent aucun rapport avec la qualité de leur source : les blennorrhagies les plus torpides en peuvent engendrer de forts violentes. Il ne semble pas que l'âge exerce une influence réelle. Sans doute la blennorrhagie reste une maladie des jeunes gens ; mais cela tient à des conditions psychologiques, physiologiques, familiales et sociales bien plus qu'à des raisons somatiques. On peut les résumer d'un mot : les coïts sont beaucoup plus fréquents et beaucoup moins prudents.

On a dit avec raison que la chaudepisse était la plus fréquente des maladies, et cela dans toutes les classes sociales ; il est inutile de rappeler ici les royales mésaventures qui causèrent les rétrécissements d'Henri IV et les abcès urineux auxquels succomba François Ier. Ricord évaluait à 80 o/o le nombre des individus qui, à une époque quelconque de leur existence, ont maille à partir avec la blennorrhagie ; il n'exagérait rien.

§ 2. — Incubation [1]

Comme toutes les maladies microbiennes, la blennorrhagie a une incubation, c'est-à-dire une période silencieuse entre l'instant de l'inoculation et celui où apparaissent les premiers symptômes appréciables cliniquement. La durée moyenne indiquée par les auteurs varie de deux à six jours. Podres indique la plus courte : vingt-quatre à quarante-huit heures pour la première atteinte. Kopp admet un minimum de douze heures, qui est bien court. Sur un tableau souvent cité, dressé par Finger, on voit que, parmi

---

[1] Lanz : *Archiv. für Derm. und Syph.*, 1893.

470 individus, 62 ont présenté des incubations variant de neuf à quatorze jours. Avec Lanz, j'attribue peu de valeur à ce tableau, qui manque des conditions d'exactitude nécessaire, et dont les chiffres ne nous paraissent pas correspondre à la réalité.

Dans les cas où la blennorrhagie a succédé à des inoculations de pus (B. Bell, Beaumès et Guyomar, Pauli, Thiry, etc.), les incubations ont toutes duré de deux à trois jours. Les résultats obtenus par les expérimentateurs qui ont employé des cultures de gonocoques (Bumm, Anfuso, Wertheim, etc.) sont absolument concordants. Mais ces incubations sont probablement plus courtes qu'en clinique, parce que le pus employé était très virulent, ainsi que les cultures, et qu'on en mettait de grandes quantités en contact étroit avec la muqueuse. De 100 malades, Lanz a retenu trente-neuf observations où il s'est cru en droit de compter sur des données exactes : trente-cinq fois, les symptômes sont apparus pendant les huit premiers jours ; une, le dixième jour ; une, le quatorzième ; une, le vingtième. Je n'ai jamais rencontré des incubations aussi prolongées dans des conditions de certitude. Lemonnier a vu une blennorrhagie latente jusqu'au vingt-deuxième jour, et Ehlers a rapporté l'histoire d'un jeune médecin suédois qui dut éprouver quelques désappointements en se voyant une première blennorrhagie vingt-trois jours après le dernier coït ; Lanz a, d'ailleurs, été témoin de deux faits extraordinaires : un malade présenta les premiers signes de blennorrhagie uréthrale à gonocoques, dix semaines après le coït! Mais, dix-huit jours après ce dernier, il avait présenté une folliculite suppurée du limbe préputial, évidemment blennorrhagique. Enfin, dans un autre cas, la chaudepisse apparut après une continence de quarante-cinq jours ; mais le malade avait été atteint trois ans auparavant. Pour moi, j'ai rencontré parfois des incubations de quinze à dix-huit jours, mais toujours chez des récidivistes, sans savoir si j'étais en présence d'une recrudescence ou d'une réinfection. Au reste, il est probable que les premiers signes qui pourraient dénoncer cette maladie sont apparus depuis longtemps quand le malade s'en aperçoit.

Il n'est pas possible de connaître exactement les causes de ces variations. Les susceptibilités individuelles, la résistance de l'épithélium, etc., doivent jouer un rôle important. Mais il faut se rappeler que toutes les incubations expérimentales sont courtes, ce qui porte à attribuer une importance majeure à la quantité et à la virulence du gonocoque inoculé. Déjà, autrefois, Piringer, étudiant les effets de l'inoculation du pus blennorrhagique sur des yeux d'aveugles, avait vu que les incubations étaient d'autant plus prolongées que le pus était en dilution plus étendue[1].

---

[1] FUCHS : *Traité d'ophtalmologie.*

§ 3. — **Physiologie et anatomie pathologique**

De tous les microbes pathogènes, le gonocoque est celui qui possède au plus haut degré les propriétés redoutables d'entamer les épithéliums sains sans traumatisme préalable. Apporté d'une manière ou de l'autre à la surface de la muqueuse uréthrale, quels phénomènes, quelles lésions va-t-il provoquer et suivant quels processus? Bockart avait fait jouer un grand rôle à la pénétration profonde du microbe qui envahissait les radicules lymphatiques-sous-épithéliales et il paraissait admettre que c'était dans le chorion que se passaient réellement les phénomènes morbides; on admet généralement que le malade dont il a examiné les pièces et qui était mort de pyélo-néphrite après une inoculation de cultures d'origine blennorrhagique, a succombé, en réalité, à une affection septique tout autre que la blennorrhagie.

On admet, en effet, actuellement, depuis E. Bumm, que le processus est essentiellement épithélial. Du reste, Finger a émis quelques doutes à ce sujet et Deutschmann a montré que ce n'était certainement pas exact pour la conjonctive oculaire. Cependant, on peut considérer comme vraie dans ses grands traits la donnée que le gonocoque ne dépasse guère l'épithélium. Arrivé sur la couche cylindrique superficielle, il végète, pénètre dans le ciment intercellulaire et détermine un certain degré de desquamation. Puis il s'enfonce dans l'épaisseur de la muqueuse. Celle-ci est alors envahie par une diapédèse phagocytaire formidable. Sur des coupes du canal excréteur de Bartholin, Touton a vu que, le plus souvent, les microbes sont logés entre les cellules épithéliales et dans les leucocytes qui ont immigré dans leurs intervalles. Les globules blancs devenus globules de pus, parce qu'ils ont succombé, arrivent à la superficie et tombent. Dès le début s'est manifestée une dilatation vasculaire considérable au-dessous de la muqueuse, et autour d'elle se sont créés des foyers d'infiltration embryonnaire dus soit à la diapédèse dans le chorion, soit à la participation des cellules fixes.

Enfin, il peut s'effectuer des thromboses microscopiques et les phénomènes arrivent à se propager de la sorte jusqu'au corps spongieux et même jusqu'aux corps caverneux.

Dans la profondeur, les phénomènes pénètrent suivant les évaginations glandulaires de l'urèthre et dans les canaux excréteurs des organes annexes, canalicules prostatiques, éjaculateurs, etc. En étendue, la lésion qui a débuté de la fosse naviculaire, à $0^m,01$ environ du méat, au point où commence l'épithélium cylindrique, remonte le long de la muqueuse, franchit sans arrêt le sphincter qui sépare l'urèthre antérieur de l'urèthre postérieur et envahit ce dernier plus ou moins complètement. Nous insistons particulièrement sur cette constance de l'envahissement de l'urèthre postérieur, qui a été établie positivement par les travaux d'Aubert et de ses élèves dès 1884 et qui est en contradiction absolue avec la majeure partie des observateurs actuels et, en particulier, avec l'École de Necker: *En règle générale l'uréthrite blennorrhagique est une uréthrite totale.* Aucun observateur n'a plus énergiquement et plus judicieusement insisté sur la division des deux urèthres que Diday, dès 1859; mais le chirurgien lyonnais s'était placé surtout au point de vue pratique de la technique et de la topographie des injections.

Les élèves de MM. Guyon, Leprévost, Jamin, ont voulu étendre cette donnée au domaine de la pathologie et la grande autorité de leurs maîtres l'a immédiatement imposée. Cependant, il est difficile de concevoir comment la simple présence d'un sphincter sous-muqueux pourrait arrêter la propagation de l'infection le long d'une muqueuse continue. Leprévost pensait que l'urèthre postérieur n'est envahi que dans un sixième des cas. Dès 1884, Aubert

---

1 LEPRÉVOST : *Thèse*, Paris. — JAMIN : *Thèse*, Paris, 1887. — AUBERT : *Lyon méd.*, 1884. — ERAUD, id., et années suivantes. — ROLAUD : *Thèse*, Lyon, 1884.

(de Lyon) a montré, et, depuis lors, il n'a cessé d'insister sur ce sujet, qu'en réalité il n'en est rien ; si on lave l'urèthre antérieur jusqu'à ce que l'eau de lavage devienne absolument limpide, on voit en examinant le premier jet d'urine qu'il est trouble, chargé de pus à gonocoques, de filaments et de grumeaux. On fait cette constatation dans près des quatre cinquièmes des cas. Une série d'observateurs récents allemands : Jadassohn, Rona, Heissler, Letzel, Dind, ont tous confirmé cette donnée et admettent que l'urèthre postérieur est envahi dans 85 à 92 o/o des cas. Ils omettent, d'ailleurs, généralement de citer les travaux d'Aubert, à qui revient entièrement le mérite d'avoir établi le point capital, travaux dont la portée pratique n'échappera à personne.

L'inflammation n'envahit pas d'emblée toute la longueur uréthrale ; mais l'extension peut, exceptionnellement d'ailleurs, s'opérer en trois ou quatre jours ; elle est d'ordinaire achevée vers le douzième ou quinzième jour après le début de l'écoulement. On sait, d'ailleurs, que c'est dans la troisième semaine qu'apparaissent, le plus souvent, les complications qui indiquent l'invasion du segment uréthral postérieur, génital et prostatique.

Cependant l'inflammation rétrocède sur place ; la dilatation vasculaire, la congestion diminuent ; les infiltrats sous-muqueux se résorbent en partie, non en totalité. La diapédèse devient moins abondante, les gonocoques moins nombreux ; la desquamation épithéliale, qui semblait avoir cessé lors de la période d'acné, probablement à cause de l'état de la muqueuse, reparaît et dénote par sa structure embryonnaire une active régénération. Enfin, le gonocoque disparaît, la diapédèse cesse, et l'épithélium achève de se réparer, tous phénomènes plus ou moins parfaits sur lesquels nous aurons à revenir et dont l'accomplissement insuffisant ou imparfait édifiera les lésions de l'uréthrite chronique qu'il conviendra d'étudier tout à l'heure.

Comment se traduisent microscopiquement les troubles précédents ?

Dès 1703, Laurentius Terraneus avait été amené par des autopsies à considérer la chaudepisse comme due à une inflammation de la totalité de la muqueuse uréthrale avec exsudation purulente à la surface [1]. Cependant d'autres auteurs (Warren, Littre, Astruc) localisaient la maladie aux glandes de Cooper, à la prostate, aux vésicules séminales, etc. Morgagni montra définitivement qu'il y avait bien seulement inflammation de la muqueuse, et non pas ulcération. Cependant Morgagni ne pouvait se décider à considérer l'écoulement comme un vrai pus et il préférait

---

[1] Cf. FINGER : *loc. cit.*, p. 77 et suivantes. — NEUMANN, etc.

se rapprocher de l'opinion de Rondelet qui y voyait une matière puriforme ; et cent ans plus tard, Virchow était encore frappé de ce fait que les globules de pus de l'écoulement blennorrhagique étaient plus grandes que les autres. Hunter confirma l'opinion de Morgagni sur l'absence d'ulcération de la muqueuse ; même constatation de Stoll, qui note des lésions des lacunes de Morgagni. Swadiaur croyait que c'était un érysipèle. Gendrin trouva sur l'urèthre de petits abcès, mais son malade était mort d'accidents septiques. Tous notent des colorations livides ou rouges, ou brunes, semées à différentes hauteurs du canal, et, sur une plus ou moins grande étendue, des suffusions sanguines, des productions kystiques purulentes, des pertes de substances nécrotiques superficielles, etc. (A. Cooper, Guérin, Voillemier, etc.).

Les recherches des endoscopistes (de Grünfeld, en particulier) ont précisé les connaissances à ce sujet, montré la fréquence des érosions superficielles, l'existence de certaines formes *croupales* caractérisées par de l'infiltration blanchâtre et rigide de la muqueuse violemment enflammée. Le seul examen du méat permet d'apprécier l'intensité de la rougeur et de l'œdème, et l'on comprend facilement comment l'infiltration augmente l'épaisseur de la muqueuse, la résistance de la sous-muqueuse et produit une diminution du calibre uréthral. Parfois, sur cette muqueuse, on voit des cloisons circulaires purulentes, d'apparence herpétiforme (uréthrite phlycténulaire de Grünfeld). D'autres fois on aperçoit les petites plaques d'infiltration grise qui pourront laisser de véritables petites pertes de substance après leur nécrose, etc. (uréthrite membraneuse). La dilatation vasculaire va jusqu'à l'ecchymose, jusqu'à de petits foyers hémorrhagiques. Quant aux modifications dont ces différents accidents s'accompagnent dans la manière d'être du pus, nous les étudierons avec ce dernier. Tout cela n'offre rien de bien topique ; il n'en est plus de même quand nous examinons l'urèthre atteint de blennorrhagie chronique, c'est-à-dire à un moment où la violence de l'inflammation a cessé d'englober toutes les lésions qui perdent de la sorte les caractères particuliers qu'elles peuvent posséder.

Uréthrite chronique. — Ce que nous avons dit des localisations de l'uréthrite aiguë s'applique entièrement à l'uréthrite chronique. L'Éccle de Necker a justement insisté sur la fréquence des lésions de l'urèthre postérieur et du cul-de-sac du bulbe. Mais les recherches de Finger montrent qu'elles sont dispersées sur toute la longueur du calibre et n'épargnent nullement le segment pénien, la *pars pendula*. Sur 120 sujets qu'il a examinés dans le laboratoire de Weichselbaum, Finger a trouvé trente et une fois de

l'uréthrite chronique; vingt-quatre fois l'urèthre antérieur était malade, et chez 11 sujets, l'urèthre postérieur, soit isolément, soit en même temps que le
segment antérieur. Les autopsies sont beaucoup plus
nombreuses que celles de la blennorrhagie aiguë, et les
examens endoscopiques plus faciles et plus fructueux.
Les anatomo-pathologistes ont noté de petites suffusions sanguines, le dépoli irrégulier de la muqueuse;
enfin et surtout, dans toute l'étendue de la muqueuse,
de petits ilots blanchâtres, épaissis, ternes, entourés quelquefois d'une zone de vascularisation anormale. Souvent le maximum est au niveau du bulbe;
le siège d'élection semble occuper l'angle pénien..
Les endoscopistes ont multiplié les descriptions et
peut-être ont-ils abusé des distinctions [1]. Tarnowsky
avait décrit des formes différentes d'après la participation des tissus sous-muqueux, des hypertrophies
papillaires, les oblitérations kystiques des glandes,
les granulations, etc. Finger reconnaissait une uréthrite superficielle postérieure, une uréthrite paren-
chymateuse et hyperplasique locale, une uréthrite
granuleuse, phlycténulaire, herpétique, etc. Enfin,
Grünfeld donna des descriptions comparables aux
précédentes, mais en insistant sur les granulations
qu'avait signalées Thiry et sur lesquelles Désor-

---

[1] OBERLANDER et NEELSSEN (Dresde) : *Beitrage zur Path. und
Therapie der chronischer Tripper*, 1888.

meaux avait insisté dès le début de l'endoscopie, dont il est le père.

Grünfeld n'hésita point à employer le terme de trachome pour les granulations blanches, dures, touffues, serrées, et il les rapprochait ainsi heureusement d'une lésion conjonctivale bien connue qui a peut-être avec la blennorrhagie plus de rapports qu'on ne le pense. Auspitz contestait la valeur de ces divisions ; cependant elles ne portent pas atteinte à l'unité de la maladie ; quant au processus histologique même, il peut être certainement profondément différent dans tel ou tel cas, selon les localisations et les allures des infiltrats et des dégénérations ; l'avantage de ces dénominations est même d'attirer l'attention sur la variabilité des lésions. C'est Oberlander qui a fourni les meilleures descriptions, et les meilleures figures ; nous ne pouvons que résumer les grands traits de sa description, car nous manquons d'expérience personnelle de l'endoscopie [1]. Il faut se souvenir de l'importance et de l'abondance des glandes de l'urèthre. C'est autour d'elles que se groupent les infiltrats et qu'ils atteignent leur plus grand développement ; autour d'elles qu'on constate les aspects hémorrhagiques. Ces infiltrats s'organisent et deviennent saillants en bandes, en masses (callosités), en productions polypoïdes. De son côté,

[1] Voyez aussi : HORTELOUP : *Leçons sur l'uréthrite chronique.*

la muqueuse même présente des altérations variables; tantôt il existe une uréthrite muqueuse hypertrophique, caractérisée par l'œdème, la congestion, l'épaississement de l'épithélium ; à un degré plus avancé, l'ensemble des lésions devient plus sec, plus scléreux. Sur cette muqueuse enflammée apparaissent des glandes saillantes isolément ou agglomérées en groupes. Des surfaces blanches se dessinent qui représentent des trachées ou des plaques cicatricielles ; ces plaques ne sont pas lisses, mais semées de granulations petites, sèches, racornies ; d'autres fois, elles sont rugueuses, ratatinées, entrecoupées par des bandes de tissu succulent, vasculaire. Enfin les granulations, nées tantôt sur une surface scléreuse, tantôt sur une muqueuse violemment congestionnée, arrivent parfois à un développement réellement papillomateux ; je fais grâce au lecteur de la nomenclature un peu compliquée qui sert à désigner chacune de ces formes.

Enfin, chez quelques individus, la muqueuse subit une tendance à la sécheresse, presque à l'atrophie, que Grünfeld appelle xérose ; surtout, il faut se souvenir de ce fait bien précis, anciennement connu et d'une importance capitale : tous ces processus s'accompagnent d'une diminution générale du calibre de l'urèthre, indépendamment des strictures localisées, ébauches des rétrécissements ultérieurs.

Les recherches histologiques nous ont montré comment ces lésions se réalisaient et elles ont fourni des données intéressantes et précises sur l'état de l'épithélium et de celui de son chorion.

ÉPITHÉLIUM. — C. Touton a vivement insisté sur la propriété que paraît posséder le gonocoque de transformer les épithéliums cylindriques en épithéliums pavimenteux. Aucune preuve meilleure n'est peut-être donnée que par les résultats fournis par l'étude de l'uréthrite chronique et des rétrécissements uréthraux[1].

Il n'y a pas à revenir sur ce fait que jamais, sauf complication étrangère, on ne constate de destruction de la muqueuse. Dittel figure un épithélium épaissi et stratifié à cellules superficielles aplaties. Vajda indique les mêmes modifications et insiste, comme Dittel, sur la dissémination en foyers de ces lésions. Güterbock fit les mêmes constatations. Neelssen, enfin, a établi définitivement que l'altération type de l'uréthrite chronique était constituée par la transformation pavimenteuse de l'épithélium cylindrique, et on désigne souvent cette métaplasie sous le nom d'altération de Neelssen. Il existe un épaississement irré-

---

[1] NEELSSEN : *loc. cit.* ; — JAMIN : *Thèse*, Paris, 1885 ; — BARABAN : *Revue méd. de l'est*, 1890 ; — FINGER : *A. D S.*, 1891 ; *Archiv für Dermat. und Syph.*, 1893 ; — HALLÉ et WASSERMANN : *Annales des maladies des organes génito-urinaires*, 1891, etc.

gulier de la muqueuse qui peut atteindre de 2 à
10 couches de cellules en hauteur ; à la surface on note
plusieurs assises de cellules aplaties, cornifiées, des-

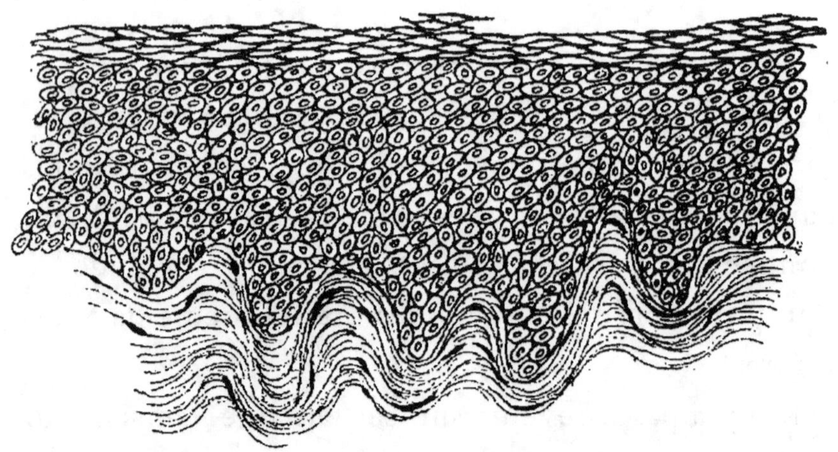

FIG. 2. — Altération de Neelssen (d'après cet auteur).

quamées par endroit. La lésion se retrouve dans les
évaginations glandulaires. Ces lésions sont dispersées
en foyer. Le degré de métaplasie varie ; tantôt les
couches superficielles sont modifiées, aplaties ; tantôt
l'épithélium prend en totalité un aspect épithélioïdal
spécial, avec des cellules polygonales qui peuvent
arriver à présenter un type absolument malpighien.
Sur une coupe très importante de Hallé et Wassermann, nous voyons tout à fait la structure de la peau ;
une couche cylindrique un peu irrégulière, un superbe
corps muqueux de Malpighi avec des filaments uni-
tifs, une couche granuleuse à éléidine et un stratum

corné[1]. La coupe a été faite dans la portion bulbaire
de l'urèthre. Comment faut-il expliquer cette lésion si
singulière? Neelssen la croit liée aux altérations sous-
muqueuses. M. Baraban, qui a très bien étudié cette
question ne partage pas son opinion. Pour ma part.
je pense que c'est d'une action directe du gonocoque

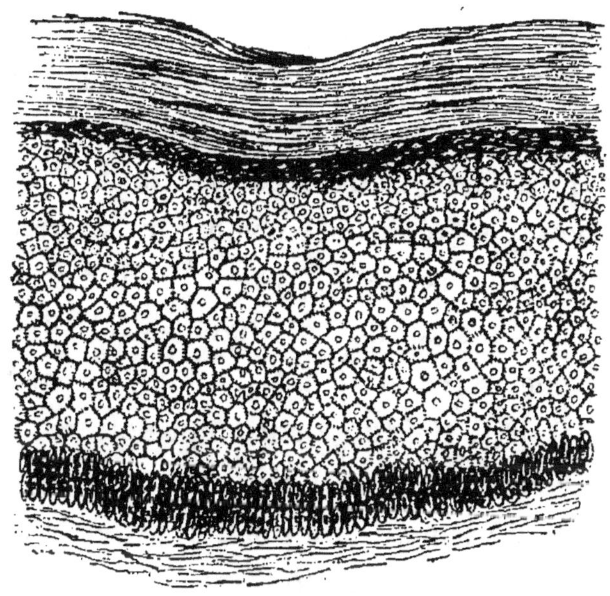

Fig. 3. — Métaplasie épidermoïdale de l'urèthre (d'après Hallé et Wassermann)

que résulte la métaplasie pavimenteuse de l'épithélium
uréthral; mais, d'autre part, il est très probable que l'inflammation du tissu sous-épithélial joue un rôle consi-

---

[1] C'est par erreur que j'ai dit ailleurs qu'on n'avait pas constaté
l'éléidine dans les kératinisations uréthrales. (A. D. S., 1893. *Sur
les kératonoses.*)

dérable dans la genèse des lésions aussi avancées que celles figurées par MM. Wassermann et Hallé. Il est rare, du reste, d'y voir figurer l'éléidine. « A des couches peu nombreuses de cellules profondes bien distinctes, on voit succéder brusquement, presque sans transition, une couche superficielle épaisse, formée de cellules fusionnées dont les noyaux et la cavité ont disparu, couche transparente qui se colore en jaune par l'acide picrique. » (Hallé et Wassermann.) Il est difficile de se prononcer sur la signification réelle de cette transformation; il n'en est pas tout à fait ainsi quand on voit de l'éléidine survenir au sommet d'un vrai corps muqueux de Malpighi. Les histologistes qui ont étudié les kératoses linguales, M. Leloir en particulier, ont vivement insisté sur l'apparition et l'abondance de l'éléidine dans l'épithélium lingual, où elle n'existe absolument pas normalement. Mes observations confirment complètement les leurs, et je persiste à croire que l'éléidine, qui joue un si grand rôle dans ces kératinisations anormales, se multiplie et peut-être apparaît par le seul fait de l'inflammation des sous-muqueuses. En pareil cas, je me rangerais donc à l'opinion de Neelssen. Voyons, du reste, ce que sont ces lésions sous-épithéliales.

Lésions sous-muqueuses. — Elles datent réellement des premières heures de la maladie et elles peuvent aboutir au rétrécissement le plus serré. La diapédèse de la période aiguë ainsi que la multiplication des cellules fixes ont engendré des amas de cellules embryonnaires qui se sont résolus plus ou moins complètement. Cette infiltration embryonnaire s'est répartie d'une manière inégale, mais elle a toujours présenté, du moins dans les cas graves, un développement considérable autour des follicules et des glandes. Les infiltrats se sont limités sous la muqueuse, disposés tantôt en bandes, tantôt en nappes tout à fait irrégulières, mais recouvertes d'un épithélium présentant les altérations que nous avons longuement décrites. Puis ils se sont organisés, tassés; enfin la régression anatomique s'est achevée et des ilots de tissus scléreux, où les éléments fibreux et élastiques entrent pour une large part, ont achevé de s'organiser. Comme les infiltrats originels n'avaient pas manqué autour des glandes, la sclérose n'a pas épargné celles-ci, qui sont étouffées, atrophiées, étranglées, transformées en petits kystes remplis de liquide de leucocytes, et surtout de cellules épithéliales altérées. Autour des culs-de-sac se sont créées de petites masses qui tendent à devenir saillantes. Si les glandes sont profondes, le processus de sclérose et, aussi, l'inflammation chronique peuvent atteindre les tissus uréthraux, gagner le corps spongieux, etc. A ce moment, les callosités s'organisent; le tissu péri-uréthral se transforme complètement, les artères spongieuses sont atteintes par l'inflammation ; nous ne sommes plus en présence d'une simple uréthrite chronique, mais bien en face des lésions des grands rétrécissements. Entre l'une et l'autre il n'y a qu'une différence d'âge et de développement.

§ 4. — Étude clinique

Nous envisagerons successivement les variétés accessoires connues sous le nom d'uréthrites externes ou diverticulaires, — et la blennorrhagie du canal uréthral lui-même.

A. — Uréthrites externes

La blennorrhagie peut se localiser au début dans des canaux anormaux accessoires de l'urèthre, généralement ouverts à côté du méat, ou dans les conduits des glandes du pourtour du prépuce. On peut englober ces faits sous le nom d'uréthrite externe, proposé par Œdmanssonn, afin de bien les séparer des folliculites endo-uréthrales. Ce sont de véritables blennorrhagies extra et para uréthrales. Nous les diviserons en blennorrhagies diverticulaires et glandulaires.

1° Blennorrhagies diverticulaires. — Si l'on prend la peine d'examiner avec soin une série de méats et, en particulier, ceux qui présentent un certain degré d'hypospadias, on voit qu'il existe parfois sur les lèvres latérales, ou même dans le frein, de petits orifices qui conduisent à des canaux généralement borgnes, dont la profondeur ne dépasse guère o^m,15 au maximum. Ils sont très fins, revêtus de muqueuse et paraissent se diriger vers la muqueuse uréthrale. Enfin, d'autres fois, on trouve les culs-de-sac borgnes superposés au méat normal. Nous n'avons pas à discuter ici la signification anatomique de ces diverticules encore peu étudiés des anatomistes.

C'est Diday (1860) qui a attiré l'attention sur les localisations qu'y effectue la blennorrhagie et les observations en sont actuellement assez nombreuses. Évidemment, ils peuvent s'infecter indépendamment de l'urèthre. Dans la pratique, on les rencontre, d'ordinaire, chez des individus porteurs de blennorrhagies très invétérées, parce que ces petits pertuis sont des foyers de réinfection continus pour le canal. Du reste, la chaudepisse s'y manifeste par des phénomènes ordinaires, quelquefois très aigus : rougeur, gonflement, écoulement purulent plus ou moins riche en gonocoques. C. Touton, Feleki en ont signalé plusieurs cas. Dans l'observation de M. Molinié, il existait deux fistules latérales et une sur le frein. Celle d'Aldor se rapporte à un canal long de o^m,2 qui s'ouvrait, d'une part, sur la lèvre interne du méat et, de l'autre, dans la cavité uréthrale [1]. Le plus souvent, l'urèthre est malade en même temps ; chez un de nos malades, l'affection uréthrale datait de plusieurs mois, de trois ans et demi chez celui d'Aldor. Chez un de ceux de Touton, on ne retrouvait plus de gonocoques que dans les exsudats des diverticules.

Il faut rapprocher de ces faits l'observation singulière de Posner où il s'agissait d'un canalicule parallèle à l'urèthre, long de $0^m,14$, se terminant vers le pubis et qui représentait (??) une anomalie de développement d'un canal excréteur de Cowper. MM. Balzer et Souplet ont vu des canalicules périnéaux et médians très longs, qu'on peut comparer au fait précédent ; ces uréthrites étaient suppurées, mais non blennorrhagiques [2].

Quand on a reconnu ces uréthrites diverticulaires, il est assez aisé, et très urgent de les faire disparaître. Diday a indiqué un procédé très bon qui consiste à les cathétériser avec une fine aiguille dont on fait rougir l'extrémité libre. On réussit aussi bien en y injectant avec une aiguille de Pravaz quelques

---

[1] MOLINIÉ : *Midi médical*, 1892 ; — C. TOUTON : *A. D. S*, 1893 ; — ALDOR ; — FELEKI : *Archiv. fur Dermat. und Syph.*, 1893 (Ref.); — DEQUERRE : *Thèse*, Bordeaux, 1890 (M. de Pousson).

[2] LEWIN : *A. D. S.*, 1893 ; — BALZER et SOUPLET : *id.* ; — M. Reclus pense d'ailleurs que les deux observations de MM. Balzer et Souplet se rapportent à des kystes dermoïdes (*Mercredi médical*, juillet 1893).

gouttes de solution de nitrate d'argent à 1/20. Il est beaucoup plus difficile de détruire complètement la muqueuse. Dans un cas, je n'ai pu réussir ni avec l'électrolyse ni avec le galvanocaustique. Si l'on tenait à les supprimer complètement, le mieux serait de les exciser ou de les inciser. Mais cela semble entièrement inutile.

2° BLENNORRHAGIES GLANDULAIRES. — On voit quelquefois survenir dans la rainure balano-préputiale dans l'épaisseur du bord libre du prépuce et, surtout, de chaque côté du frein, de petits nodules rouges et douloureux, qui offrent bientôt un point de suppuration, puis un orifice fistuleux conduisant à un infundibulum très court. Leur pus contient des gonocoques. Ce sont ces faits qu'a décrits M. Lagneau. Ils sont intéressants parce que l'on peut exciser les petites tumeurs et les examiner histologiquement, ce qui a été fait par Fabry, par Jadassohn, par Touton. Leurs préparations ont d'abord confirmé l'opinion de Campana, qui avait admis la possibilité de l'infection blennorrhagique des glandes sébacées du pénis, et Touton a positivement établi qu'en effet il pourrait s'agir d'envahissement des glandes de Tyron. De plus, toutes les préparations ont montré que l'on pouvait retrouver le gonocoque dans l'épaisseur de la muqueuse, en des points où elle offrait une structure nettement pavimenteuse, constatation d'une haute importance pour l'infirmation de la loi de Bumm. Mais peut-être faut-il se demander si, dans le cas de Jadassohn, où la muqueuse était tantôt pavimenteuse, tantôt du type cylindrique, l'état pavimenteux ne résultait pas précisément de l'action du microbe.

Au reste, nous ne prétendons pas établir une différence absolue entre les folliculites et les diverticulites que nous avons décrites tout à l'heure. Elles ont une marche très semblable et je les ai vues survenir dès les premières heures de la maladie uréthrale ; il faut aussi se demander si certaines érosions, vaguement herpétiformes, qui surviennent vers le filet au début des accidents, n'ont pas une signification semblable.

La thérapeutique est semblable à celle des diverticulites. J'ai réussi en employant l'aiguille de Diday, avant que la fistulation fût établie. L'excision n'en offre pas de difficulté, surtout lorsqu'ils occupent le bord libre du prépuce, comme dans une observation de Fabry.

B. — Blennorrhagie uréthrale

Quand on a un blennorrhagien à examiner, à quelque période qu'il se présente, l'examen doit se porter sur les points suivants :

1° L'état du méat, sa couleur, sa tuméfaction ;

2° L'état de la paroi uréthrale accessible à l'exploration directe par le palper, qui permet de constater les nodosités, etc. ;

3° Le pus, qui doit être étudié macroscopiquement et microscopiquement au point de vue de son abondance, de sa consistance, de sa structure histologique, des microbes qu'il contient ;

4° L'urine ; la miction dans plusieurs verres est absolument nécessaire ;

5° Enfin, dans des conditions spéciales, l'examen du calibre uréthral et le toucher rectal.

Au fur et à mesure qu'elles se présenteront, nous ferons connaître les données fournies par ces différentes explorations et les caractères variables qu'elles affectent, suivant l'ancienneté et la localisation de la maladie. Dans bien des cas, on pourra retirer de l'interrogatoire du malade des renseignements utiles.

Il est classique de distinguer l'uréthrite blennorrhagique en blennorrhagie aiguë, subaiguë et chronique. Il est souvent bien difficile de déterminer les caractères distinctifs de ces variétés. Nous préférons donc distinguer :

1° Des uréthrites à gonocoques ;
2° Des uréthrites post-gonococciques.

1° URÉTHRITES A GONOCOQUES

Elles sont caractérisées par la présence des gonocoques dans le pus ou les filaments et constituent la part la plus importante de cette étude. Il faut étudier séparément : *A*, les uréthrites aiguës et subaiguës ; *B*, les uréthrites chroniques et latentes (qui comprennent la majeure partie des blennorrhées).

A. — *Uréthrites aiguës et subaiguës*

Symptômes. — Les uns sont subjectifs et fournis par l'interrogatoire du malade ; les autres se retirent de l'exploration de l'urèthre, du pus ou de l'urine.

Signes subjectifs. — *A) Sensations spontanées.* — La première en date est bien connue sous le nom de « sensation de la mouche qui se pose » sur la fosse naviculaire. Cette délicate formule de Diday est parfaite, et les blennorrhagiens de quelque expérience savent qu'elle ne trompe guère ; il en est une autre également connue, qui est contemporaine de la précédente : la sensation du méat collé à la chemise et s'en détachant à la suite d'un déplacement quelconque.

Il n'existe pas de douleur, à proprement parler, quand la verge est en repos ; mais les malades accusent de la pesanteur, de la chaleur, des démangeaisons, quelques lancées aiguës ; en un mot, ils sentent qu'ils ont un urèthre.

Pendant la miction, il en est tout autrement ; les phénomènes douloureux prennent alors, pendant la période aiguë, une intensité extrême en faveur de laquelle on a multiplié les comparaisons. Cette douleur est à son maximum à l'extrémité de la verge et dans la portion pénienne ; elle s'exaspère si un obstacle même léger restreint le méat ou le calibre du canal, amenant la distension de ce dernier par le liquide urinaire sous pression. Du reste, il arrive souvent que la douleur commence dès que les premières gouttes pénètrent dans l'urèthre et le périnée est comme traversé par l'ondée douloureuse.

La miction est altérée par les exsudats accumulés dans le canal, accrochés aux orifices glandulaires et folliculaires, agglutinant le méat ; enfin, par le rétrécissement général provenant de la tuméfaction œdémateuse de l'épithélium. Dans la blennorrhagie purement uréthrale, la fréquence des mictions n'est guère augmentée que lorsque l'urèthre postérieur est envahi ; cependant, je pense que cela est peu fréquent. Très généralement, quand on examine les urines des sujets qui sont obligés de se lever la nuit, fût-ce une ou deux fois seulement, on voit qu'ils expulsent des urines troubles en totalité, et que, par conséquent, la vessie est plus ou moins légèrement malade.

Quelques malades présentent, à la période la plus aiguë, des accidents de rétention véritable qui peuvent devenir très tenaces ; ils relèvent évidemment de la contracture du sphincter uréthral. Rochet a cité le cas d'un individu chez lequel ce spasme persista pendant vingt-cinq jours. Un de mes malades, indemne de tout rétrécissement et en puissance de blennorrhagie aiguë compliquée de cystite, dut pendant dix jours être sondé, et sur conducteur filiforme. Un autre, dont la vessie était saine, urinait par regorgement comme un prostatique.

Dans la sphère génitale, les malades se plaignent surtout des érections, de leur fréquence et des douleurs qui les accompagnent. La fréquence des érections relève soit de la congestion de l'organe, soit de la continence forcée; elle est à son maximum du moment où s'opère l'invasion de l'urèthre postérieur, de l'urèthre génital. Elles sont surtout nocturnes et toujours fort désagréables à cause de l'élongation qu'elles font subir à la muqueuse violemment congestionnée, œdématiée, infiltrée. Cette infiltration peut, dans les cas très intenses, s'exagérer en profondeur et gagner jusqu'au corps spongieux qui perd sa souplesse et cesse de s'étendre. Pendant l'érection, le gland, la verge font un angle ouvert en bas, et cette déformation s'accompagne de violentes douleurs; c'est la variété classiquement décrite sous le nom de *cordée*. C'est là une complication souvent redoutable, car des individus ignorants et mal conseillés, exaspérés par la douleur, « rompent la corde », c'est-à-dire redressent l'arc d'un violent coup de poing appliqué sur la convexité. Ils amènent ainsi une déchirure profonde de la muqueuse et du corps spongieux, accompagnée d'une hémorrhagie parfois très abondante. On a vu cette manœuvre suivie d'accidents infectieux graves et mortels même : phlegmons de la verge, phlébite, pyohémie, ainsi que Dufour, Villeneuve en ont rapporté des exemples. Au moins sont-ils assurés d'un rétrécissement cicatriciel linéaire, extraordinairement récidivant, qui siège régulièrement à $0^m,03$ environ en avant de l'angle péno-scrotal, ou plus antérieurement.

Tels sont à peu près les symptômes sur lesquels le malade insiste, d'autant plus volontiers qu'il en souffre davantage. Au reste, si on les observe très généralement ainsi dans les premières blennorrhagies, ils sont souvent beaucoup moins prononcés dans les récidives ou les recrudescences. En général, quand les blennorrhagies ne s'accompagnent d'aucune complication, les malades n'accusent aucune altération de l'état général ; l'appétit est conservé ; ils se plaignent seulement de l'insomnie causée par les érections douloureuses. Presque constamment, au contraire, on notera un peu de fièvre, la langue saburrale, de la lassitude, etc., quand il surviendra une des complications extra-uréthrales que nous aurons à signaler.

B) Si l'on procède à l'*examen objectif* du malade, on constate ce qui suit.

1° *Méat*. — La rougeur, l'œdème, la tuméfaction du méat sont des phénomènes constants et constituent parfois des symptômes importants de l'extrême début. Les lèvres sont collées par un exsudat muqueux, puis rapidement jaune. Normalement, cet œdème du méat est symétrique ; il diminue avec l'acuité des symptômes, mais ne disparaît jamais tant que la guérison n'est pas achevée. Si, après les premiers jours, la tuméfaction, la rougeur ne cèdent pas, si l'une des lèvres du méat présente une augmentation de volume plus considérable que l'autre, si cette tuméfaction dissymétrique devient dure, nodulaire, douloureuse, on examinera la région avec encore plus de soin et l'on découvrira l'existence de folliculites situées d'ordinaire de chaque côté du frein, immédiatement à son insertion. Ce sont les folliculites qui ont alors exagéré les phénomènes inflammatoires du méat. On verra ultérieurement apparaître un point blanc, puis une fistule. Mais nous avons assez longuement étudié ces faits pour qu'il soit inutile de revenir sur ce sujet.

2° Il sera bon d'écarter les lèvres du méat et de jeter un coup d'œil sur la partie terminale de la muqueuse uréthrale pour s'assurer qu'il n'y existe aucun diverticule. Puis, par le palper, on explore toute la partie inférieure, spongieuse de la paroi uréthrale, et aussi la partie périnéale. Cette exploration

réveille un peu de douleur locale et peut donner
quelques indications sur le degré d'extension de l'inflammation. Surtout elle permettra parfois de constater sur le trajet du canal l'existence de bosselures
et de nodosités dues à l'envahissement par la maladie de glandes très développées. C'est surtout en
arrière du bulbe qu'on les recherchera. On constatera
aussi de cette manière les lésions qui pourraient
exister sur les glandes de Cooper.

3° Le pus blennorrhagique est *alcalin* [1] et non pas
acide, comme l'avaient dit Martineau, Castellan, etc.

Il existe toujours ou presque toujours, quand le
malade est amené à s'apercevoir qu'il a la chaudepisse.
L'écoulement n'est séro-muqueux que pendant un
temps très court. Les taches du linge sont jaunes dès
les premières. Au bout de vingt-quatre heures, c'est
du pus vrai qui coule du méat.

Il est très abondant. A ce moment, sa couleur est
déjà jaune, et il est « bien lié », sauf quand il s'agit
d'un vieux blennorrhagien qui nous rapporte un
urèthre incorrigible ; alors, pendant trois ou quatre
jours, le pus du début peut rester blanchâtre et
fluide. Entre le quinzième et le vingt-cinquième jour,
le pus est devenu presque vert ; sa consistance est
très augmentée ; il est devenu filant ; les vénéréolo-

---

[1] AUBERT : *Lyon méd.*, 1887.

gistes épiaient le moment où, saisie entre les doigts.
la goutte s'allongeait en un filet de 0^m,02 sans se
rompre. Enfin, il revient au jaune, puis prend progressivement une couleur blanche plus ou moins
opaque.

Dans quelques cas très intenses, les globules rouges
se mêlent aux leucocytes, et l'on a de véritables blen-
norhagies hémorrhagiques. D'autres fois, l'exsudat est
constitué d'abord par une sérosité louche, sanglante
(chaudepisse russe), et cet écoulement correspond
aux infiltrations fibrineuses des chaudepisses les plus
violentes.

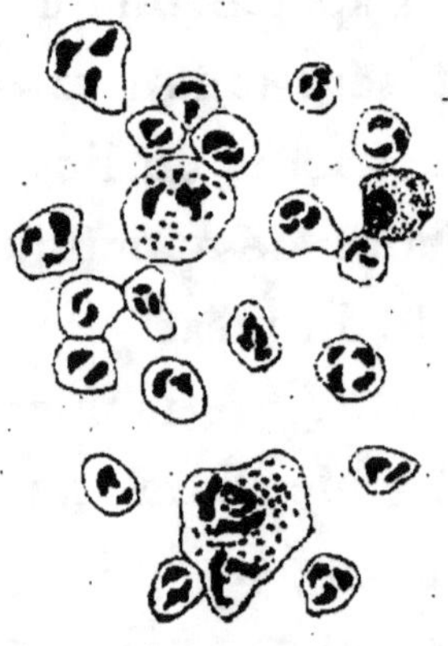

FIG. 4. — Pus blennorrhagique.

On doit toujours examiner au microscope le pus
d'une blennorrhagie, au moins au commencement,
pour affirmer le diagnostic, comme on examinera la
sérosité de la guérison.

Le pus de chaudepisse vraie contient toujours des

gonocoques. Pour les rechercher, il suffit d'étendre une goutte de pus sur une lame de verre et de la dessécher rapidement à la flamme. Il faut avoir soin d'éviter de l'étendre en couche trop épaisse. On verse sur la préparation une goutte d'une solution aqueuse quelconque d'une couleur d'aniline. Les meilleures préparations sont fournies par le bleu de méthyle en solution alcaline; il a l'avantage de rendre les microbes très apparents, parce qu'il ne colore pas le protoplasme des cellules, mais seulement ia chromatine et les noyaux; le violet de gentiane est aussi d'un bon usage. Au bout de quelques secondes, on lave avec un courant d'eau et on examine dans l'eau. Il est bon de se servir d'un objectif d'immersion et de forts grossissements dans les cas douteux. Avec un peu d'expérience, on se contentera de l'oculaire 1, objectif 7 de Leitz (370 diamètres). Pratiquement, le gonocoque se reconnaît à sa forme, à son groupement intracellulaire et surtout intraleucocytaire et aussi à son abondance. Cette recherche est à la portée de tous les praticiens.

Dans les cas douteux, on a recours au Gram, aux cultures, etc. Mais il est évident que de tels procédés ne sont pas encore dans les mains de tout le monde. Quand il y a des doutes, je pense que le praticien pourra se contenter de réitérer deux ou trois examens. Si, après cela, sur des préparations bonnes, il ne voit pas des gonocoques évidents, il pourra conclure à la négative [1].

A l'examen histologique, le pus présente des globules de pus et des cellules épithéliales. Au début, la proportion de ces dernières est considérable. Elles ont des formes variées : arrondies, allongées, petites, grandes, polygonales, etc. Au bout de peu de jours, elles disparaissent presque complètement, et l'on ne voit guère que des globules de pus, plus grands que dans les conditions ordinaires. Vers la quatrième ou cinquième semaine, on voit réapparaître les éléments épithéliaux avec leur gros noyau unique remplissant presque la cellule souvent petite et arrondie qui représente la desquamation d'un épithélium en voie de régénération. A mesure que la guérison s'approche, les leucocytes diminuant, les cellules épithéliales augmentent de nombre et se rapprochent de leur type normal. Enfin, cette desquamation épithéliale mettra à disparaître des mois et des années. Quelquefois on aperçoit quelques globules rouges.

Si plusieurs examens montrent l'absence de gonocoques, il faut porter le diagnostic d'uréthrite non gonococcique et déterminer le pronostic et le traitement sur cette donnée.

---

[1] Il est évident qu'il s'agit ici d'exploration clinique, et non de recherche scientifique du microbe.

Souvent, surtout à la période de la floraison, les examens ordinaires, cliniques, du pus de blennorrhagie vraie ne révèlent que le gonocoque et il n'est pas rare que le pus recueilli comme il convient ne reste stérile en culture. Mais parfois on trouve, outre le gonocoque, d'autres microbes de forme et de localisations variables. Je pense, pour ma part, que cette constatation doit faire redouter la possibilité de complications vésicales ou génitales; d'ailleurs on la fait presque constamment dans les cas où ces complications se sont déjà produites [1].

4° *L'examen de l'urine* a une importance considérable, il nous renseignera sur l'état de la vessie et, accessoirement, sur celui de l'urèthre postérieur. Suivant la méthode bien connue de Thompson et de Guyon, on fait pisser le malade dans une série de verres. On lui recommande de n'émettre dans le premier verre qu'une petite quantité d'urine et on les examine successivement. Constamment, le premier verre est troublé par le pus dilué ou en grumeaux. Si l'urine est trouble en totalité, on conclura qu'il y a de la cystite. S'il existe des filaments abondants dans le second verre, qu'on en retrouve dans celui du milieu et qu'il s'en dépose au fond du dernier, on pourra admettre qu'il existe de l'uréthrite postérieure. Mais cet examen n'est pas probant : il existe des

---

[1] Ch. AUDRY: *Gaz. hebdomadaire*, 1893.

urèthres antérieurs qui ne sont lavés que par de très grandes quantités de liquide ; en pareil cas, l'exsudat de l'urèthre antérieur est parfaitement suffisant pour souiller, non pas de pus dilué, mais de filaments, tous les verres d'une miction très abondante.

La présence des filaments dans le dernier verre seul n'est pas fréquente, mais elle a plus d'importance. Elle s'explique par ce fait que la sécrétion de l'urèthre postérieur est arrêtée en avant par l'occlusion du sphincter uréthral ; si elle est abondante, elle s'accumule, régurgite et finit par tomber dans la vessie où elle gagne le fond (Diday, Guyon, Ultzmann, Finger, etc.) ; on les trouve alors dans les dernières gouttes de l'urine matinale.

Au reste, si l'on tenait à avoir des données certaines sur l'état de l'urèthre postérieur, il existe un seul moyen de l'explorer avec certitude (indépendamment de l'endoscopie) : c'est de laver l'urèthre antérieur avec de grandes quantités d'eau qu'on fait passer par une petite sonde de 0^m,14 de longueur jusqu'à ce que le liquide devienne tout à fait clair. On fait ensuite uriner le malade, et le premier jet d'urine apporte des débris qui ne peuvent provenir que du segment rétrosphinctérien.

C'est cette méthode qui a conduit Aubert à admettre que l'urèthre postérieur est envahi dans l'immense majorité des cas. Je la préfère à [celle de Guyon, qui lave succinctement l'urèthre antérieur et va chercher avec une sonde à boule les produits accumulés en arrière du sphincter. Un tel procédé est plus expéditif, mais moins exact et nécessite une manœuvre intra-uréthrale toujours délicate.

Il faut se souvenir du fait que l'émission de l'urine ne suffit nullement pour chasser tous les microbes de la superficie de l'épithélium uréthral. Orcel a montré qu'avec la curette on ramenait encore des éléments chargés de gonocoques.

5° On pratiquera le *toucher rectal* pour explorer la prostate toutes les fois qu'on aura quelques motifs de suspecter son intégrité. La même manœuvre pourra, plus difficilement, renseigner sur l'état des vésicules séminales.

Quant aux explorations instrumentales du calibre uréthral, on évitera de les pratiquer pendant la phase aiguë de la blennorrhagie. Cependant, pour peu qu'il existe une indication valable, on pourra y avoir recours, et cela sans aucun inconvénient. Ainsi l'existence des spasmes dont nous avons parlé peut commander le cathétérisme. Il est évident qu'il faut procéder avec douceur et, s'il existe un obstacle un peu serré, on aura le plus grand avantage à utiliser les bougies conductrices. Du reste, je pense qu'on est autorisé à intervenir bien plus qu'on ne le pense sur l'urèthre blennorrhagique. J'ai fait l'uréthrotomie interne en pleine chaudepisse à un homme qui ne pouvait avaler les lavages au permanganate, et le résultat a été parfait. Il faut seulement désinfecter la région, méat et urèthre, avec plus de soins encore que dans les cas normaux. Je ne crois pas que l'on joue un rôle de propagateur appréciable de l'inflammation si l'on a soin d'employer des instruments propres, et de faire précéder et suivre le cathétérisme de lavages convenables.

Marche. — Formes subaiguës. — La blennorrhagie n'a guère de tendance à la guérison spontanée. Cependant, les accidents inflammatoires aigus ne persistent pas à l'état d'acuité. Ils atteignent d'ordinaire leur maximum du dixième au vingtième jour, au moment où le pus a pris une couleur verdâtre et une consistance visqueuse, au moment où l'invasion de l'urèthre est achevée. Puis ils diminuent : la congestion est moindre, les érections deviennent plus rares et moins douloureuses, la miction cesse d'être pénible et l'écoulement reste le principal symptôme. Il devient d'un blanc jaunâtre, puis blanc; mais il peut être encore très abondant et persister de la sorte pendant un temps indéfini, tachant vigoureusement en jaune le linge du malade. Il est inutile d'ajouter que le gonocoque y pullule et que le sujet est contagieux au premier chef.

De temps en temps, sous l'influence de la fatigue, du coït, d'écarts de régime, ou même sans causes appréciables, on voit se produire des recrudescences : les érections réapparaissent douloureuses, ainsi que la miction, et le pus reprend ses apparences de « maturité ». Le malade ne cesse pas d'être apte à contracter toutes les complications habituelles.

Après les traitements capricieux et mal dirigés que suivent une foule d'individus négligents ou étourdis, on voit persister cet écoulement parfois très abondant. Il est difficile de déterminer exactement la limite qu'on doit établir entre ces formes subaiguës et prolongées et nombre d'uréthrites chroniques, de celles que nous étudierons tout à l'heure. Pour moi, je considère comme appartenant à la catégorie des premières toutes les uréthrites accompagnées d'un écoulement bien appréciable pendant la journée. Chez de tels malades la persistance du gonocoque est indéfinie. Goll a dressé un tableau où sont indiqués des cas dans lesquels on a noté des persistances de quatre années [1]. On en aura de bien plus anciens quand l'on voudra. Les observations et les boutades de Ricord sur la durée de certaines blennorrhagies sont restées aussi exactes que classiques.

---

[1] FORGUES : *Traité de chirurgie*, art. : *Uréthrite*.

Traitement. — Les remèdes, les méthodes, les procédés, les instruments préconisés pour le traitement de la chaudepisse sont aussi nombreux que les étoiles et un très grand nombre n'ont pas beaucoup plus d'influence sur l'avènement d'une guérison réelle. On ne peut s'empêcher de plaindre le praticien condamné, lors de ses débuts, à choisir ces médicaments dans les énormes listes qui lui sont offertes par les auteurs. Le livre de Neumann, si riche en renseignements de toutes sortes, consacre à ce sujet 75 grandes pages compactes ! Il m'a paru préférable d'être plus bref et plus critique.

Tout le monde est d'accord sur la nécessité d'une hygiène exacte pour le blennorrhagien. Il évitera la fatigue, les exercices violents ; il sera d'une sobriété absolue et s'abstiendra rigoureusement d'alcool, de bière, de champagne, d'asperges, d'épices, etc. Il évitera tout ce qui peut lui procurer des excitations sexuelles. Il fera bien de porter un suspensoir un peu serré. Enfin, quelques grands bains chauds diminueront la douleur de la miction et faciliteront la diapédèse.

On a recommandé beaucoup de remèdes contre les érections douloureuses. Les malades feront bien de dormir sur le côté, en chien de fusil. On fait tomber l'érection avec des affusions froides, en se mettant en position genu-pectorale, etc. On évitera bien des phénomènes douloureux, sinon l'érection, en maintenant la verge entre les jambes. M. Jamin (de Lyon) a indiqué, pour y parvenir, un petit appareil auquel il est facile de suppléer en introduisant la verge dans le suspensoir, pendant la nuit, ou par tout autre moyen de ce genre que découvrira facilement l'ingéniosité du patient. Pour ma part, j'évite de donner du bromure ou des calmants quelconques.

Quant au traitement de l'uréthrite même, il doit reposer sur quelques principes bien déterminés. D'abord, la *blennorrhagie est une affection chirurgicale septique et doit être traitée comme telle*, c'est-à-dire par des remèdes externes. Ainsi, le traitement devra être antiseptique. De plus, l'uréthrite blennorrhagique est une uréthrite totale : la médication devra porter sur la totalité du canal. Enfin, le siège du gonocoque dans la profondeur de l'épithélium le mettant hors de la portée directe des antiseptiques, force est d'agir indirectement, c'est-à-dire en favorisant, en exaspérant la diapédèse, qui est le mécanisme physiologique de la guérison.

Je considère comme guérie toute blennorrhagie dont le gonocoque a disparu complètement et d'une façon persistante.

Quelle que soit la méthode à laquelle on a recours, il faut toujours assurer l'asepsie du méat et du gland. On évitera de la sorte les inoculations continues. On fera donc des lavages avec des solutions antiseptiques légères (acide borique, à 40 o/o ; bichlorure de mercure, à 1/5000, etc. etc.). On poudrera le prépuce avec de l'acide borique mélangé au talc ou au sousnitrate de bismuth ; enfin on mettra devant le méat un peu de coton salicylé, qui servira de pansement et évitera au malade de souiller son linge de produits éminemment virulents.

Il existe des cas exceptionnels où l'on se trouve en présence d'individus dont l'urèthre antérieur est seul pris et seulement dans les couches épithéliales les plus superficielles. Ce sont, bien entendu, des sujets chez lesquels la blennorrhagie date de peu d'heures. On est alors parfaitement autorisé à tenter un traitement abortif, qui peut réussir et constituer alors un véritable triomphe. Il est évident qu'avant d'y recourir il faut avoir constaté la présence du gonocoque dans l'écoulement séro-purulent de la période du début.

Je rappelle une fois pour toutes que la reconnaissance du gonocoque dans le pus doit précéder toute tentative de traitement quelle qu'elle soit.

On s'est toujours beaucoup préoccupé de l'abortion de la blennorrhagie. A vrai dire, nos prédécesseurs nous ont laissé des notions pratiques auxquelles nous n'avons guère ajouté. Depuis Debeney, c'est toujours le nitrate d'argent qui est l'agent efficace, bien que l'on puisse arrêter une blennorrhagie au début par l'emploi de la méthode de Janet, régulièrement dirigée et telle que nous la décrirons tout à l'heure.

On a utilisé des solutions de nitrate d'argent à 5/20. Je crois inutile de recourir à de telles doses ; je pense que même à 1/20 la solution est trop forte ; elle serait trop faible à 1/50, comme le veut Welander. Quant à la technique, elle a été souvent indiquée par Diday ; voici, du reste, comment j'ai réussi récemment.

Il s'agissait d'un jeune homme de dix-huit ans, atteint de blennorrhagie première avec gonocoques typiques ; le coït infectant remontait à sept jours ; les premiers symptômes, à quarante-huit heures. Il y avait un suintement muco-purulent abondant, de l'œdème du méat, etc.

Je lui fis faire trois injections de nitrate d'argent à 1/35, à sept heures d'intervalle, en recommandant de garder le liquide (3 à 4 centimètres cubes) pendant cinq minutes, le gland et le méat immergés dans la solution. Antisepsie soignée de la région. L'écoulement fut immédiatement remplacé par un suintement rosé peu abondant, entièrement séreux. La coloration sanglante disparut le troisième jour, en même temps que la douleur qui avait été vive. Jamais on ne revit de pus, malgré une folliculite extra-uréthrale double, la guérison fut définitive et complète, elle se maintenait un mois plus tard.

Du reste, il ne faut pas trop compter sur le succès:

l'abortion échoue même dans les premières heures. On a recommandé, à la place du nitrate d'argent, diverses substances. Je n'ai pas grande confiance dans le sublimé, qui aurait réussi en solution forte. Le permanganate de potasse est, au contraire, un excellent agent, mais il faut l'employer d'une façon prolongée et ce procédé ne répond pas exactement à l'idée qu'on se fait de l'abortion. En pareil cas, je crois que l'on pourrait avoir recours à la technique de Reverdin qui lave abondamment l'urèthre antérieur avec des solutions permanganatées au moyen d'une petite sonde de Pezzer, trouée sur les côtés à son extrémité qui s'arrête devant le sphincter uréthral.

Le traitement de la blennorrhagie aiguë, prise dans les conditions ordinaires, doit se faire en suivant ce qu'il est légitime d'appeler la **méthode de Janet**. Employé d'après cette règle, le permanganate de potasse est réellement le spécifique de la blennorrhagie et, toutes les fois que cela sera possible, c'est évidemment à lui qu'on devra recourir.

La raison de son efficacité est fournie par ce fait que la méthode remplit parfaitement toutes les conditions exigées : antisepsie, contact prolongé avec la totalité du canal uréthral, exaspération de la diapédèse. Elle est d'une application très simple qui la met à la portée de tous ; elle ne nécessite à peu près pas d'instruments; elle réclame seulement un peu de tact et de patience de la part du médecin, une assiduité absolue et parfois un peu de courage de la part du malade[1].

La méthode de Janet consiste à faire passer à travers l'urèthre et jusque dans la vessie une quantité considérable d'une solution de permanganate de potasse d'un titre variable.

Il suffit, pour la mettre en pratique, d'avoir un récipient en verre gradué, de la contenance de 2 litres, muni à son extrémité inférieure d'une tubulure à laquelle on adapte un tube de caoutchouc, long de 2 mètres environ, qui présente sur son parcours un robinet. A l'extrémité libre du tube, on adapte des canules en verre à extrémité mousse, d'un calibre assez petit pour pénétrer dans l'urèthre à $0^m,01$ environ de profondeur. Le récipient doit pouvoir être accroché à des hauteurs différentes : en effet, c'est la seule pression qui fait pénétrer le liquide jusque dans la vessie, en forçant le sphincter uréthral ; or, si une pression moyenne de $0^m,80$ est d'ordinaire plus que suffisante, il en faut parfois de beaucoup plus considérables.

On fait pisser le malade ; puis, avec la solution, tiédie autant que possible, on commence par laver le prépuce, le méat, l'urèthre antérieur à méat ouvert.

[1] JANET : *Annales des mal. des organes gén.-urinaires*, 1892 ; *Semaine médic.*, 1893 ; — MOLINIÉ : *Midi médical*, 1893 La méthode de Janet est devenue populaire parmi les étudiants de la région.

Enfin, on ferme le méat sur la canule et on distend l'urèthre antérieur par saccades en interrompant de temps en temps le courant, et on attend en surveillant la descente du liquide dans le récipient. Au bout d'un temps qui varie, suivant les sujets, de quelques secondes à quatre ou cinq minutes, la colonne passe et le liquide pénètre jusque dans la vessie. C'est un excellent artifice que de conseiller au malade de faire des efforts d'urination pour favoriser le relâchement musculaire. Chez quelques malades, on ne peut pas arriver à passer pendant la première séance, quels que soient le temps et la pression employés ; on y arrive toujours à la deuxième ou troisième tentative. Il faut, autant que possible, faire les lavages au malade couché. Cependant, j'ai vu des étudiants se les faire debout ou assis sans aucune difficulté. En tous cas, je crois qu'il serait peu prudent de laisser un malade inexpérimenté ou incompétent s'administrer des lavages lui-même. On laisse entrer le liquide dans la vessie jusqu'à ce que le patient accuse le besoin d'uriner. On arrête le lavage ; on fait pisser le malade en lui apprenant à fermer de temps en temps le méat, de telle sorte que le liquide brusquement arrêté dans son expulsion, dilate l'urèthre, et, en particulier, son segment postérieur d'arrière en avant et achève de pénétrer au contact de tous les points. En général, la quantité de liquide injectée ne dépasse pas 200 grammes.

On refait un second lavage semblable ; on lave le méat et on le couvre d'une lame de coton.

Quelles solutions doit-on employer ? Leur titre varie considérablement d'après la susceptibilité des sujets ; la meilleure règle d'appréciation consiste à choisir en tâtonnant la solution apte à provoquer les phénomènes de réaction locale dont nous parlerons dans un instant ?

Chez quelques individus, des solutions à 1/6000 sont parfaitement suffisantes. En général, on peut débuter par la solution à 1/3000 et l'on augmente ou l'on diminue le titre suivant le degré de sensibilité et l'intensité de la réaction. Actuellement, je n'emploie plus de solutions supérieures à 1/800 ; il m'a paru que les solutions à 1/500 pouvaient irriter la vessie.

Quelle fréquence faut-il donner aux lavages ? Si l'on a affaire à une blennorrhagie récente ou en pleine floraison, on en fera deux par vingt-quatre heures. Je ne crois pas qu'il soit jamais nécessaire de les rapprocher davantage. En règle générale, il faut apporter une grande énergie à exiger qu'ils ne soient jamais séparés par un intervalle de plus de vingt-quatre heures. C'est un point sur lequel Janet a justement insisté. Combien faut-il faire de lavages ? Ce nombre ne peut être déterminé à l'avance. J'ai vu des guérisons complètes et stables après deux ou trois lavages ; d'ordinaire six ou sept suffisent ; d'autres cas ont nécessité des lavages pendant quinze, dix-huit, vingt jours consécutifs. Il faut les faire jusqu'à ce que les gonocoques aient disparu de l'écoulement matinal, et cela, pendant deux ou trois jours de suite. Il faut donc tenir le malade en observation avec soin, afin de faire aussitôt reprendre le traitement si les gonocoques reparaissent.

Du reste, l'examen de l'écoulement donne de très bons renseignements : il faut considérer comme probablement virulents tous les écoulements colorés en blanc ou en jaune. Au contraire, les exsudats séreux, même très abondants ou rosés, sont d'un bon pronostic.

Comment se manifeste l'action du permanganate ? Peu d'instants après le lavage, on note une congestion intense de l'organe qui est turgide. Les lèvres du méat présentent un œdème transparent, violacé, énorme. Quelquefois on note un peu de ténesme temporaire. Enfin, il se produit un abondant écoulement de sérosité claire qui tache le coton en brun. Parfois, cet écoulement est teinté d'un peu de sang. La miction est douloureuse. Au bout de quelques heures, tout est rentré dans l'ordre ; il ne reste que l'écoulement et aussi de la douleur en urinant.

Au microscope, cet exsudat séreux contient des globules de pus, des globules rouges, des gonocoques et, surtout, de nombreuses cellules épithéliales de toutes formes. Plus ces dernières sont abondantes et plus les leucocytes sont rares, plus le pronostic est satisfaisant.

Quelles sont les indications de la méthode de Janet ? Il en est une seule : la constatation d'une blennorrhagie quelconque, à quelque période qu'on la rencontre.

Ses contre-indications ? J'admets actuellement les suivantes : 1° l'existence d'une cystite ; les lavages perdent alors complètement leur efficacité ; 2° l'existence de folliculites endo-uréthrales. En pareil cas, j'ai échoué, comme Janet. Les complications épididymoïles ne sont pas une contre-indication. J'ajouterai qu'on ne les voit jamais se produire dans le cours du traitement. Un de mes malades a présenté de la cystite après le premier lavage ; mais il portait sur le prépuce un point de suture suppuré après une circoncision ; un étudiant, qui absorbait en une seule dose 500 grammes de liquide, eut quelques mictions sanglantes, dues probablement à la déchirure d'un capillaire vésical, qui n'eut pas de suites sérieuses d'ailleurs.

Actuellement, la méthode a été utilisée à ma clinique sur plus de 100 individus atteints de blennorrhagies graves ou ordinaires, normales ou compliquées. Je pense que, sur 100 malades, 95 peuvent être sûrement guéris par les lavages au permanganate dirigés et pratiqués comme il convient, et cela, dans un délai variant de deux à vingt-quatre jours. Chez un seul malade, je n'ai pas obtenu de résultats. M. Molinié, qui a suivi un assez grand nombre de ces malades, a pu s'assurer de la persistance absolue de ces guérisons ; il en était, parmi ces derniers, qui étaient atteints depuis trois ou quatre ans.

Le jour où les gonocoques ont disparu définitivement, tous les symptômes ne s'effacent pas instantanément. Il reste l'écoulement séreux et des signes d'uréthrite épithéliale. Cette dernière va en s'améliorant souvent très rapidement ; d'autres fois, elle se retrouve pendant un temps beaucoup plus long ; nous reviendrons tout à l'heure sur ce sujet. Pour ma part, quand trois ou quatre examens m'ont prouvé la disparition du gonocoque, je renvoie les patients sans autre recommandation très énergique que d'éviter tout coït non protégé par un condom. Du reste, avant d'en arriver là, j'ai soin de les engager à boire de la bière, de l'alcool, etc., afin de m'assurer de la réalité de la guérison. Au besoin, on injecte quelques gouttes de nitrate d'argent à 1/200 et de sublimé à 1/2000, qui ne manqueront point de faire réapparaître une blennorrhagie tout à fait latente.

Dans tous les cas où on le pourra matériellement [1] il faudra recourir à cette thérapeutique qui nous a

---

[1] Je crois bon de faire les solutions au fur et à mesure avec des paquets de permanganate dosés d'avance et dissous dans de l'eau bouillie.

paru nettement supérieure à toutes les autres. J'ai fait des lavages semblables avec des solutions de nitrate d'argent à 1/500 sans aucun résultat. Mais il peut exister des circonstances dépendant de la situation du malade ou du médecin qui ne permettent pas d'y avoir recours. Il faut alors se rejeter sur les autres médications.

D'abord, que faut-il penser des injections ? Je ne prescris plus jamais d'injections seules, quelles qu'elles soient. Je pars de ce principe qu'elles ne dépassent pas l'urèthre antérieur (Diday) et que la blennorrhagie est une uréthrite totale (Aubert). Elles peuvent cependant rendre des services à la période de déclin et on les combinera avantageusement aux balsamiques. Dans tous les cas, il faut les faire avec toute l'asepsie désirable des instruments et des solutions ; es seringues stérilisables, les instruments à poire sont donc préférables. On sait parfaitement que des injections uréthrales faites dans de mauvaises conditions d'asepsie peuvent devenir très dangereuses en infectant tout l'arbre urinaire avec des microbes parfois très redoutables [1]. Du reste, l'injection abandonnée aux soins du malade ne doit pas dépasser le sphincter, c'est-à-dire que la quantité de liquide introduite ne s'élèvera pas au-dessus de 3 centimètres cubes et qu'il ne sera poussé qu'avec lenteur et ménagements.

[1] AUBERT : *Lyon méd.*, 1885 ; — ERAUD : *Thèse*, Lyon, *id.* ; etc.

Peut-on faire des injections forcées, précisément dans le but d'atteindre l'urèthre postérieur ? Je pense que ce serait là une technique bien inférieure à celle que nous avons décrite et qui est empruntée aux anciens maîtres de Necker (Mercier, etc.). J'ai essayé d'employer de la sorte l'ichtyol, comme l'a fait Jadassohn : je n'ai rien obtenu ; du reste, je n'ai pas de ce médicament une expérience suffisante pour le juger. En tous cas, les résultats donnés par Jadassohn même sont sensiblement inférieurs à ceux fournis par la méthode de Janet.

Je ne crois pas bon d'employer des instruments pour porter directement la substance médicamenteuse sur les points que l'on veut modifier.

Si l'on ne peut utiliser les lavages avec le permanganate, on aura recours à la méthode ancienne et on fera bien de se rappeler les règles indiquées par les vénéréologistes qui nous précédèrent.

Pendant les dix ou quinze premiers jours, on se contentera d'un traitement purement hygiénique : bains, repos, abstinence de liqueurs, etc. Quelques médecins conseillent des boissons abondantes et banales pour diluer l'urine et la rendre moins irritante ; nous nous rangeons à l'avis de ceux qui pensent, au contraire, qu'il faut diminuer la quantité d'urine pour raréfier les mictions. Vers la troisième semaine, quand le pus est parvenu à la période de « coction »,

c'est-à-dire est devenu vert et visqueux, on donne
des balsamiques. Le nombre en est grand. Le vieil
opiat du Codex est probablement encore le meilleur,
à la dose de 10 grammes par jour, en trois fois dans du
pain azyme, avant les repas. D'autres préfèrent soit le
copahu, soit le cubèbe administrés isolément. Enfin,
le santal, à la dose de 10 à 15 capsules par jour, possède une action très rapide et très puissante, mais
souvent éphémère. Les uns et les autres provoquent
parfois de vives douleurs dans le rein et il est probable
qu'ils sont exceptionnellement capables d'en impres-
sionner défavorablement l'épithélium. Le copahu et le
cubèbe ont, de plus, l'inconvénient de provoquer de
la diarrhée et, assez souvent, des éruptions ; elles n'ont
point d'autres inconvénients que d'étonner le malade
et aussi le médecin qui a oublié leur possibilité.

L'écoulement purulent se modifie très vite sous
l'action des balsamiques administrés à temps ; mais il
reprend bientôt ses caractères quand on en abandonne
l'usage.

Il est très utile de leur associer les injections. Nous
n'avons pas à revenir sur la nécessité de les faire
aussi aseptiques que possible. Je rappelle seulement
que Guyon a vu des suppurations prostatiques et
périprostatiques mortelles succéder à des injections
mal faites, que Paillard a décrit des cystites bactériennes tenaces, dues à une telle origine ; moi-même

en ai rencontré et des plus difficiles à guérir. C'est là une des meilleures raisons qui engagent à les faire avec des substances activement antiseptiques. On a employé le sulfate de zinc, le sulfate de fer, de cuivre, le sulfate de quinine (1 o/o), l'acide picrique (0,05 o/o), l'eau oxygénée, le sublimé (1/10000), l'iodoforme, etc. Nous ne prescrivons plus que le permanganate de potasse à 1/200, ou la résorcine. Cette dernière substance, introduite dans cette thérapeutique par Campana, en 1882, nous a fourni parfois de bons résultats [1] ; nous l'associons au sulfate de zinc.

Résorcine.........................	1
Sulfate de zinc....................	1
Eau.............................,	100

Je renvoie aux traités divers le lecteur désireux de formules nombreuses et savantes. Je pense que, si l'on veut consentir à essayer la méthode de Janet avec exactitude, on aura vite fait d'abandonner toutes les autres.

B. — Uréthrites chroniques

Chez nombre de malades, les phénomènes aigus de la blennorrhagie cèdent assez facilement, mais la maladie prend alors les allures d'une chronicité extraordinairement tenace. Nous avons longuement décrit les altérations si intéressantes qui constituent anato-

[1] La résorcine en grands lavages ne nous a pas donné de résultats.

miquement l'uréthrite chronique. On a vu qu'elles étaient fréquentes et considérables ; on a vu aussi qu'elles étaient de celles qui ne se modifient que bien difficilement et qu'en somme on ne pouvait souvent même plus espérer la restitution *ad integrum* de l'épithélium complètement transformé.

Au point de vue clinique, nous ne pouvons pas adopter les classifications compliquées, contestables et, à coup sûr, appréciables pour bien peu, qui ont été multipliées par les endoscopistes. Nous diviserons simplement les uréthrites chroniques à gonocoques en deux classes. La première comprendra les *blennorrhées* nettement accusées, « les gouttes militaires » bien établies ; dans la seconde, nous rangerons les formes intermittentes, réellement *latentes* pour le malade négligent.

1° URÉTHRITE CHRONIQUE BLENNORRHAGIQUE. — Le symptôme le plus frappant de cette variété est l'écoulement, écoulement souvent peu considérable d'ailleurs, mais constant ; du reste, il est loin d'être le seul, et il faut reprendre l'étude des différents accidents de l'inflammation de l'urèthre les uns après les autres.

Chez les malades qui se plaignent seulement de « goutte militaire », l'examen attentif du méat montre à peu près constamment un degré modéré de tuméfaction œdémateuse qui trahit la persistance de l'état inflammatoire. Presque toujours aussi, en palpant le canal, en le comprimant pendant la miction, on réveille une sensation douloureuse.

Si l'on interroge avec soin les patients, ils avouent qu'ils éprouvent une légère douleur pendant le passage de l'urine ; presque toujours, l'éjaculation est un peu douloureuse, accompagnée d'une sensation de brûlure périnéale.

L'examen du pus offre ici une importance d'autant plus grande que lui seul permet d'affirmer le diagnostic. C'est le matin, et avant toute miction, qu'il faut l'examiner et le recueillir. A ce moment, le méat collé laisse échapper une goutte plus ou moins considérable, d'une coloration blanche ou jaunâtre, quelquefois séreuse et striée de blanc ; d'autres fois muqueuse. Sa quantité varie suivant les circonstances. Quelquefois très modérée, elle peut augmenter considérablement sous l'influence du coït ou des boissons alcooliques. Dans la journée, au dire du malade, l'écoulement serait nul. Cependant on trouve toujours les lèvres du méat tuméfiées et agglutinées ; si le malade n'a pas uriné depuis quatre ou cinq heures, on réussit presque toujours à ramener un peu d'exsudat blanc ou jaune. Enfin l'examen de la chemise y révèle de petites taches jaunes n'altérant pas la souplesse du linge, mais qu'on peut considérer comme un excellent symptôme de blennorrhagie chronique.

Au microscope, on trouve des cellules épithéliales généralement arrondies ou ovales, petites, presque remplies par leurs noyaux; elles contiennent souvent une grande quantité de microbes de toute espèce. A côté de la cellule épithéliale existe une proportion toujours très importante de globules de pus; quelques-uns d'entre eux contiennent des gonocoques toujours très typiques et souvent nombreux. La persistance du gonocoque et, par conséquent, du pouvoir contagieux de la goutte matinale est indéfinie. J'en ai retrouvé de très nets sur un malade de M. Jeannel qui n'avait pas coïté depuis plus d'une année ; et son assertion était confirmée par ce fait que ses deux épididymes étaient réduits en bouillie tuberculeuse depuis cette époque. Il est inutile de faire remarquer l'importance, on peut dire la nécessité, de la constatation du gono-coque dans la présence de ces vieux écoulements pour affirmer leur nature blennorrhagique réelle et actuelle.

Si l'on fait pisser le malade dans plusieurs verres, on trouve que le premier présente parfois au fond un léger trouble, si la sécrétion est abondante. Toujours on trouve des filaments nombreux, qui persistent parfois dans le second verre.

Il est nécessaire d'avoir des notions précises sur les filaments urinaires dont la connaissance est des plus importantes.

Il existe: 1° Un filament normal déjà décrit par

Ch. Robin et qu'on trouve presque constamment dans le premier verre de l'urine émise par des individus vierges de toute infection uréthrale. C'est un filament unique, long, souple, transparent, flottant. Il est constitué par des cellules épithéliales et quelques leu-

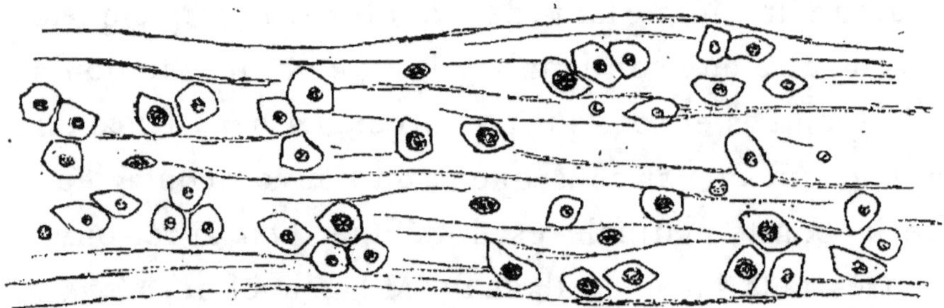

FIG. 5. — Filament normal.

cocytes généralement agminés par une substance amorphe, probablement muqueuse, qui est faiblement colorée par les couleurs d'aniline et représente le produit de sécrétion des glandules uréthrales englobant les produits de desquamation de l'épithélium.

2° Les filaments d'uréthrite chronique, multiples, blancs, petits, grumeleux, descendant de suite au fond du verre. Histologiquement, ils sont formés par des cellules épithéliales petites, rondes, presque remplies par leur noyau, d'aspect embryonnaire, et par un nombre considérable de globules de pus, réunis par une substance amorphe, qui est probablement voisine de la précédente, mais dont on ne connaît pas exactement la nature (Fabry).

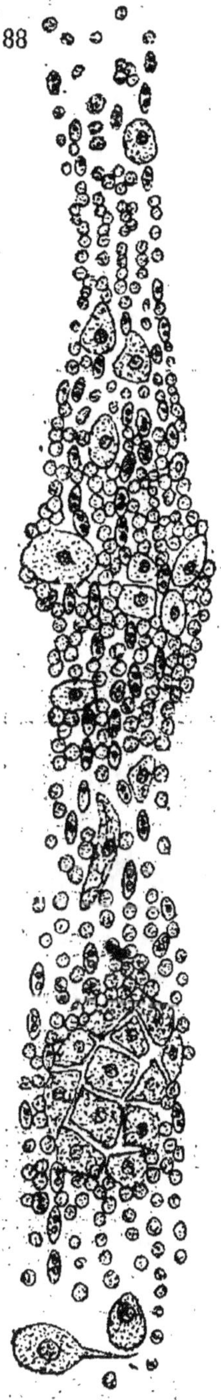

Ces filaments peuvent contenir des gonococci, même quand ils proviennent d'un urèthre encore infecté. Du reste, on les retrouve absolument identiques dans toutes les uréthrites chroniques, sauf la présence du microbe de Neisser.

On a dit que la cowpérite chronique pouvait s'accompagner de l'existence dans l'urine d'un filament long et blanc qui représenterait le moule des excréteurs. De quel segment uréthral proviennent ces filaments ? Le lavage de l'urèthre antérieur pourrait permettre de le savoir ; on peut aussi, plus simplement, recourir au procédé de Kromayer, qui injecte quelques gouttes de solution de bleu de méthyle ; de la sorte, les filaments nés dans l'urèthre antérieur sont seuls colorés en bleu.

Enfin l'examen microscopique permet de constater la présence des « virgules » de Furbringer, qui sont de petits cylindres irréguliers, constitués par des cellules épithéliales agglomérées ; ces masses semblent moulées sur les excréteurs des glan-

Fig. 6. — Filament d'uréthrite chronique.

dules prostatiques dont elles trahissent l'invasion et l'irritation.

Par le toucher rectal, on trouve fréquemment un peu d'augmentation de volume de la prostate qui est quelquefois sensible. La pression à son niveau fait glisser dans l'urèthre quelques gouttes de liquide transparent, visqueux, liquide de prostatorrhée semblable à celui que la défécation amène à l'extrémité du canal.

Dans un grand nombre de cas, l'examen instrumental du canal montre que le calibre uréthral est altéré plus ou moins notablement. Un rétrécissement large, c'est-à-dire admettant facilement un n° 20 de la filière de Charrière, s'accompagne souvent de déformation considérable du jet de l'urine, bifide ou tortillé.

Est-il possible d'établir un rapport exact entre les symptômes observés et la localisation des lésions anatomiques ? Je crois que Finger a raison de considérer la blennorrhée typique comme répondant à l'uréthrite chronique de la portion pénienne, de la « pars pendula » du canal ; on sait que c'est là qu'on retrouve le plus souvent les lésions. On comprend très bien alors pourquoi le pus se présente facilement au méat. Mais il y a des cas ou l'uréthrite postérieure vient compliquer l'uréthrite antérieure ; c'est chez ces malades qu'on observe principalement la prostatorrhée. La participation du veru montanum et des orifices

glandulaires qui l'avoisinent à l'inflammation du segment postérieur explique pourquoi la prostate est
si souvent lésée ; elle explique également les troubles
sexuels qui relèvent soit de l'état anatomique des orifices, soit de l'anesthésie de la région, les impuis-
sances temporaires et partielles, pollutions, etc., sur
lesquelles nous reviendrons.

2° URÉTHRITE LATENTE. — Il existe d'ailleurs des
malades chez lesquels les lésions semblent se limiter
à l'urèthre postérieur, tandis qu'elles ont guéri dans
l'urèthre antérieur. Ce sont là les véritables uréthrites
latentes (Guiard), parce que les symptômes objectifs
s'y réduisent à un minimum et demandent à être recherchés avec le plus grand soin. Elles sont, du reste,
relativement rares, eu égard au grand nombre des
blennorrhées ordinaires.

Dans ces cas, l'écoulement purulent est très peu
considérable et peut très bien rester inaperçu du malade ; cependant, on en retrouve toujours des traces,
à condition d'aller chercher l'exsudat dans l'urèthre
postérieur, avec le doigt appuyant sur le périnée, ou
avec la sonde à boule, comme le fait Guyon. Du reste,
il est fort exceptionnel qu'il n'existe plus aucun accident antérieur (tuméfaction du méat, etc.). L'examen
de l'urine est ici particulièrement instructif, il
montre l'existence et la richesse des filaments, et

l'on retrouve le gonocoque dans ces derniers. Ils occupent généralement le premier verre ; il est possible que, dans les cas où la sécrétion est encore abondante, il s'en présente dans le dernier fond ; ils ont été régurgités dans la vessie par un mécanisme que nous avons fait connaître, mais il me semble que cette constatation est bien rare.

Les symptômes subjectifs de l'uréthrite latente sont souvent assez marqués : douleur, ardeur périnéale pendant la miction et l'éjaculation, déformation du jet urinaire, troubles sexuels, etc.

Du reste, uréthrites blennorrhéiques et latentes ont des caractères communs : les unes et les autres ont une marche capricieuse, coupée par des recrudescences qui paraissent quelquefois spontanées, qui, d'autres fois, se produisent manifestement sous l'influence des causes habituelles : fatigue, régime, etc. Chez ces malades les instillations de nitrate d'argent et de sublimé réussissent parfaitement à ramener des écoulements purulents et gonococciques. Quant aux recrudescences, tantôt elles sont légères et éphémères, caractérisées simplement par de l'augmentation de la sécrétion et de la richesse en gonocoques ; tantôt, au contraire, elles sont le point de départ de véritables poussées blennorrhagiques évoluant à la manière ordinaire. En pareilles circonstances, du reste, on ne sait souvent pas s'il y a recrudescence ou réinfection

Le seul diagnostic à poser est celui-ci : S'agit-il d'une uréthrite à gonocoques? On arrivera à quelques probabilités en étudiant avec soin la marche de la maladie, la fréquence et la facilité des petites recrudescences. La présence constante de taches sur le linge, la couleur blanche ou jaune de la goutte permettent presque d'affirmer la nature blennorrhagique. Mais, dans bien des cas, et précisément les plus importants, les accidents se trouveront réduits à un minimum et la recherche seule du gonocoque permettra d'acquérir des notions précises dont l'importance peut être énorme en cas d'imminence de mariage du blennorrhagique. Il faudra donc examiner à quatre ou cinq reprises l'exsudat matinal et les filaments, après avoir recommandé au malade de boire de la bière, du champagne, de l'alcool, etc. Mieux encore, on instillera quelques gouttes de nitrate d'argent ou de sublimé sur toute la longueur du canal afin d'assurer la réapparition du gonocoque latent sous l'épaisseur de l'épithélium.

Une fois la présence du gonocoque constatée, l'indication thérapeutique devient nette ; il faut avant tout en amener la disparition définitive. Peu de thérapeutiques sont aussi encombrées que celle de l'uréthrite chronique.

Sans parler des balsamiques, on peut ranger ces trois catégories dans les méthodes :

α) Reprenant l'idée de Lallemand et de Mercier, on se sert d'instruments permettant d'agir directement sur le point malade, soit en le touchant avec un caustique (le nitrate d'argent est toujours le plus employé), soit en disposant des bougies médicamenteuses (iodoforme, tannin. etc. etc.), des poudres, ou même en y faisant pénétrer des vapeurs d'iode. (Hamonic : *Traitement de la bulbite.*)

β) Suivant l'exemple de Guyon, on instille dans l'urèthre postérieur quelques gouttes d'une solution médicamenteuse (nitrate d'argent à 1/50, aqueuse, glycérinée, ou d'une substance suspendue dans un autre véhicule, comme la lanoline.

γ) Il semble bien préférable et beaucoup plus pratique d'avoir recours au passage de quantités de liquides considérables. Neisser emploie le nitrate d'argent à 1 sur 2 à 3000 ; il fait passer l'injection par une petite sonde introduite jusqu'en arrière du sphincter. Sa technique plus ou moins modifiée est actuellement très suivie en Allemagne (Philipson, Trezinsky), le titre des solutions employées variant ainsi que leur quantité.

Diday a jadis indiqué un procédé excellent, qui consiste à introduire une bonne quantité de nitrate d'argent dans la vessie et à faire ensuite pisser le malade. Enfin, il me semble que les grands lavages sans sonde remplissent très bien toutes les indications. On utilisera

donc tout simplement la méthode de Janet comme s'il
s'agissait d'une chaudepisse ordinaire. On aura seulement eu le soin de s'assurer qu'il n'existe aucune complication spéciale (folliculite, cystite, etc), plus ou
moins torpide. Les résultats sont plus favorables et plus
rapides encore que s'il s'agit de blennrorhagie typique.

II. — Uréthrites postgonococciques

Quand le gonocoque a disparu de l'urèthre d'un
malade, celui-ci cesse d'être contagieux et, pour ma
part, je considère le résultat comme l'équivalent de
la guérison. Mais il est bien évident que cela ne suffit pas pour réaliser la réparation complète d'un épithélium aussi délicat, aussi souvent exposé à des causes
d'irritation que celui de la muqueuse uréthrale. Quel
que soit le procédé qui ait amené la guérison de la
blennorrhagie, celle-ci laisse de l'uréthrite ; cette uréthrite peut être fort légère et se réparer rapidement,
complètement ; très souvent, il n'en est pas ainsi et il
subsiste des altérations anatomiques parfois nombreuses et importantes, celles-là même que nous avons
étudiées. Il est nécessaire de donner quelques renseignements au sujet des accidents qu'elles entraînent.

On peut théoriquement admettre qu'il existe une
phase aseptique (Janet) de la blennorrhagie ; celle-ci
consiste alors en un écoulement purulent aseptique.

Je crains que cette phase aseptique ne s'observe guère dans la pratique ; ce que nous savons de la microbiologie de l'urèthre permet peu de l'admettre. En tous cas, on peut croire que cet écoulement correspond à un état de la muqueuse tel qu'elle soit parfaitement apte à contracter toute espèce d'infections secondaires, pyogènes ou autres. Ces infections sont d'autant plus aisées que la muqueuse a été plus profondément impressionnée par la maladie ou son traitement ; c'est pourquoi elles sont particulièrement fréquentes chez les sujets guéris par le permanganate et qui se sont exposés au coït sans condom. Si ces infections secondaires ne se produisent pas, les saprophytes de l'urèthre ne paraissent que peu capables d'entraver sérieusement la réparation.

Malheureusement il n'en est que rarement ainsi et les uréthrites postgonococciques sont nombreuses. Elles sont *suppurées* ou *muqueuses*.

1° URÉTHRITES SUPPURÉES. — Elles doivent être étroitement rapprochées, comme conception, des uréthrites d'emblée non gonococciques. Mais elles sont souvent plus tenaces. Elles sont caractérisées par la production d'un écoulement purulent plus ou moins abondant, privé de gonocoques. Quelquefois, elles peuvent affecter une forme aiguë et faire croire à une récidive : le pus est jaune, abondant ; la miction, douloureuse. Du reste, jamais l'inflammation n'atteint une intensité considérable : elle se limite volontiers à l'urèthre antérieur et cet écoulement guérit facilement par de simples injections antiseptiques.

D'autres fois, on voit persister des écoulements purulents plus ou moins abondants, tachant le linge, sujets à des recrudescences irrégulières, affectant, en un mot, exactement les allures des blennorrhées les mieux caractérisées. Mais ce pus ne contient pas de gonocoques. On y trouve de tout, même des sarcines, ainsi que M. Morel l'a constaté sur un de nos malades. Enfin, ils ne sont pas influencés par les écarts de régime ni par le coït. Ils sont quelquefois assez tenaces et se tarissent difficilement; du reste, ils ne sont pas contagieux et nous ne leur accordons pas assez d'importance pour les séparer des suivantes.

2° Uréthrites muqueuses. — Ces dernières sont fréquentes et bien intéressantes. C'est le suintement muqueux (de Diday) qui en est le principal caractère.

On arrive de temps en temps à ramener au méat une petite quantité de liquide transparent; le linge du malade n'est pas taché. Parfois on note des œdèmes légers et fugaces du méat. Il existe de temps en temps de la sensibilité pendant la miction et l'éjaculation. La miction est souvent, toujours même, altérée mécaniquement : jet dévié, tortillé, brisé. La prostatorrhée est de règle. Mais les troubles sexuels sérieux sont exceptionnels. Dans l'urine existent des filaments plus ou moins nombreux.

Quand on peut se procurer avec une curette ou un fil de platine un peu de cet exsudat toujours transparent, un peu exagéré par le coït, on voit qu'il est constitué par des leucocytes mélangés à un nombre

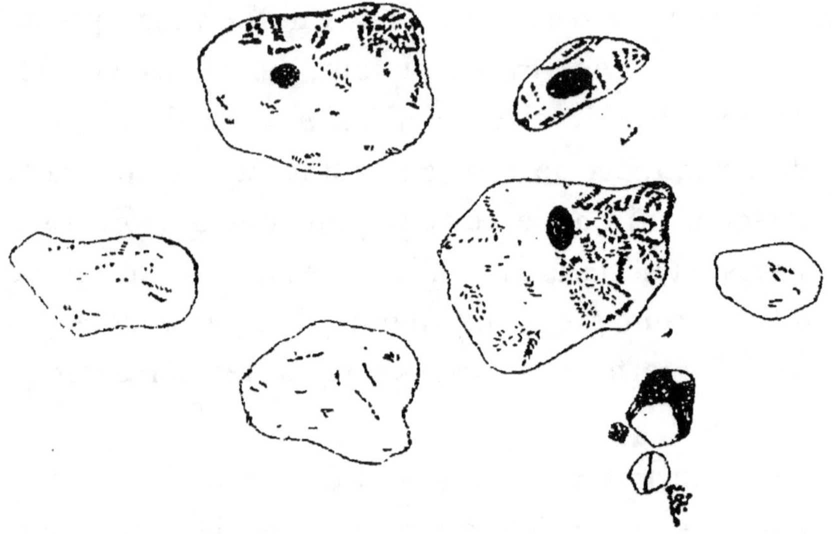

Fig. 7. -- Uréthrite postgonococcique (homme).

considérable de grandes et de petites cellules épithéliales. Dans ces cellules et autour d'elles, pullulent les microbes de toute espèce; mais les leucocytes n'en contiennent presque jamais. *Il n'y a pas de gonocoques*, pas plus que dans les filaments de l'urine, et les injections irritantes n'en font pas réapparaître.

C'est précisément chez ces malades qu'il faut

apporter un grand soin à l'examen du calibre uréthral. Comme l'endoscope n'est pas près d'entrer
dans la pratique courante, il faut évidemment avoir
recours à l'instrumentation ordinaire, qui est d'ailleurs
suffisante. L'urèthre est, en effet, rétréci ; d'abord, il
présente ordinairement une légère diminution de
son calibre total ou mieux, peut-être, de sa souplesse
et de son extensibilité. De plus, il présente des
ébauches de strictures localisées plus ou moins multiples et qui ont leur siège d'élection à l'angle
pénien et surtout au niveau du bulbe. Du reste, ces
strictures sont peu serrées ; on les apprécie bien
avec les uréthrotomètres de Weir, d'Otis et surtout
d'Oberlander, qui sont de bons instruments. Le cas
échéant, un jeu de bougies à boules est parfaitement
suffisant ; on trouve alors un ou plusieurs détroits qui
laissent encore facilement passer des numéros tels
que le 18 et le 20, mais qui n'en représentent pas
moins le début d'un rétrécissement vrai et surtout
l'indice d'un processus anatomique anormal, dans
la muqueuse et la sous-muqueuse. Ce processus n'a
qu'une faible tendance à s'arrêter spontanément et
il est nécessaire d'agir sur lui énergiquement. Pour
achever la réparation de la muqueuse, le nitrate
d'argent est des plus utilisés. Comme c'est précisément au niveau du bulbe que se trouvent le plus
souvent les lésions, il faut y porter directement

quelques gouttes de solution forte (à 1/50). Les instillations telles que Guyon les a fait connaître
rendent alors, et alors seulement, de réels services.
Dans les cas simples, quelques instillations répétées
deux fois par semaine peuvent amener une guérison
complète ; sinon, il faut recourir à la dilatation lente
et progressive. Il y a longtemps que Rollet, après
d'autres, a vivement attiré l'attention sur le traitement de la blennorrhée par le cathétérisme. Comme,
dans les cas qui nous occupent ici, le rétrécissement
est peu serré, on aura simplement recours à la dilatation lente par les bougies de Béniqué, qui rendent
ici des services inappréciables, à cause de la délicatesse de leur graduation et de la facilité de leur asep-
tisation. Si l'on entre dans cette voie, il faut pousser
la dilatation jusqu'au rétablissement parfait du calibre
uréthral, c'est-à-dire arriver aux plus gros numéros
que le méat puisse admettre. Très vite, on verra se
produire une amélioration considérable et disparaître
le suintement qui, d'autres fois, persistera encore
pendant quelque temps.

Jusqu'à quel point doit-on dilater les rétrécissements en voie de formation ? Je pense qu'aussi
longtemps que l'urèthre admet un 14 de Charrière, la
dilatation est capable de donner de bons résultats.
Au-dessous de ce calibre, je fais l'uréthrotomie
externe ou l'uréthrotomie interne, suivant les indica-

tions ; mais nous sommes ainsi amenés sur un terrain bien éloigné de notre sujet. Le traitement du rétrécissement constitué est un chapitre de chirurgie générale et nous n'avons pas à nous en occuper ici.

BLENNORRHAGIE DES GLANDES ET DES FOLLICULES ENDO-URÉTHRAUX

Nous avons précédemment décrit les localisations du gonocoque sur des diverticules ou des glandules ayant avec l'urèthre des rapports de simple voisinage, c'est-à-dire débouchant sur la peau du gland et du prépuce. Mais, dans le cours de la chaudepisse ordinaire, il peut se produire des complications dues à l'envahissement par la maladie des glandes et des follicules, qui débouchent sur la muqueuse même du canal. Sans doute, nous avons pu nous convaincre que, dans la grande majorité des cas, les évaginations de l'épithélium participent au processus général. Mais, dans quelques cas, ces localisations prennent un développement et une importance tels qu'il est nécessaire de les considérer à part. C'est ainsi que nous étudierons d'abord la cowpérite, puis les folliculites ordinaires, et enfin celles de ces dernières qui se compliquent d'accidents suppuratifs des tissus qui les entourent et causent, de la sorte, les abcès péri-uréthraux.

Cowpérite. — Les glandes de Cowper ou de Méry sont les plus importantes des glandules annexées à l'urèthre. On sait qu'elles sont situées entre le bulbe et l'urèthre membraneux, « séparées du bulbe par l'aponévrose moyenne du périnée et englobées dans les fibres excentriques du sphincter uréthral » (Charpy). Je me borne à rappeler la thèse classique que Gubler leur consacra en 1847 [1]. La blennorrhagie peut frapper soit la glande elle-même, soit les grains glandulaires accessoires appendus à son long canal excréteur. Elle peut provoquer des accidents aigus ou chroniques.

La COWPÉRITE AIGUE n'est pas un accident fréquent. Elle se manifeste par l'apparition rapide d'une tuméfaction périnéale très douloureuse. Cette tuméfaction est toujours latérale et occupe soit un seul des deux côtés, soit les deux, suivant que la cowpérite frappe une ou les deux glandes. La tumeur devient très vite œdémateuse, rouge et fluctuante, c'est-à-dire qu'elle est aussitôt abcédée. Les phénomènes douloureux sont très marqués. La marche est à peu près impossible, aussi bien que la station assise, et il y a des phénomènes généraux fébriles assez intenses. Tous ces caractères sont d'ailleurs communs aux suppurations aiguës du périnée, cloisonnées et bridées par

[1] Muriac : *Gaz. des hôp.*, 1880; — Huguet : *A. D. S.*, 1888.

les aponévroses. Mauriac pense que la suppuration est constante. L'abcès s'ouvre soit dans l'urèthre, soit à la peau, plus rarement des deux parts. Sauf dans ce dernier cas où il peut se produire des fistules urinaires désagréables, la guérison est généralement rapide après l'incision et la désinfection.

La COWPÉRITE SUBAIGUE ET CHRONIQUE affecte naturellement des allures moins bruyantes : elle apparaît, se développe et régresse avec lenteur. On constate au point indiqué la présence d'une petite tumeur uni ou bilatérale, dure, un peu douloureuse, bien limitée. A l'examen des urines, on voit un long filament épithélial et leucocytaire d'une couleur blanchâtre, qui représenterait l'exsudat moulé sur le canal excréteur de la glande et entraîné par le flot. Cette tumeur suppure très rarement, elle est tenace et ne disparaît que très lentement. Elle constitue de la sorte un foyer d'infection chronique pour le reste de l'urèthre où elle verse continuellement des produits virulents.

Quand les GLANDES ACCESSOIRES sont envahies, la tuméfaction n'occupe pas exactement l'emplacement des glandes de Cowper, mais siège un peu plus en avant. Du reste, leur lésion se traduit par des phénomènes semblables aux précédents : petites tumeurs dures, globuleuses, peu douloureuses, persistantes.

Avec l'endoscope, Tarnowsky a pu voir que la muqueuse uréthrale présentait, au niveau de l'embouchure des excréteurs, une teinte brun rouge intense. Mais il n'a pas réussi à apercevoir l'ouverture même.

Quand on se trouve en présence d'une cowpérite aiguë, le traitement est simple : on incise d'emblée l'abcès, on le désinfecte et on le tamponne ; le pronostic est favorable et la guérison rapide. Il n'en est pas de même dans la cowpérite chronique. A. Ricordi a proposé un procédé opératoire qui consiste à « taillader » le segment uréthral au jugé, à l'endroit où débouchent les excréteurs (Jullien). Pour ma part, je ne me résoudrai jamais à employer une telle méthode et je n'hésiterai pas à exciser les petites tumeurs à travers une incision périnéale.

Folliculites endo-uréthrales. — Les follicules glandulaires qui débouchent dans l'urèthre peuvent présenter un développement assez considérable pour se prolonger au-delà de l'épaisseur de la muqueuse et se plonger soit dans le chorion, soit même dans les appareils érectiles qui environnent le canal.

Quand l'inflammation s'en empare, elle peut y créer des processus morbides très variables : induration, kystification, etc. Nous verrons tout à l'heure que c'est probablement après les folliculites aiguës suppuratives qu'apparaissent les abcès péri-uréthraux.

Ces folliculites siègent en plusieurs endroits du trajet uréthral ; cependant, le plus souvent elles occupent soit un point rapproché du méat, soit la région périnéale[1]. D'ordinaire elles sont situées à la paroi inférieure. A ce niveau, on constate alors l'existence de petits grains tendus, kystiques, que Neumann a vu reliés à l'urèthre par un diverticule uréthral allongé. Ces petits kystes sont revêtus d'un épithélium sur leur face interne et contiennent des débris cellulaires, de la sérosité et souvent du pus (kystes suppurés de Morgagni, de Hardy). Lewin a vu jusqu'à trois fistules nées d'une inflammation des glandes de Littre. Un de mes malades présentait une série de petits grains durs et un peu douloureux sur toute la longueur de l'urèthre pénien. Dans la région bulbo-périnéale, les folliculites se caractérisent généralement par la présence de petits grains durs, médians, souvent douloureux, entourés, à la période aiguë, d'un peu de tuméfaction œdémateuse. Elles sont d'une ténacité remarquable et présentent le grave inconvénient d'entretenir indéfiniment la blennorrhagie uréthrale ; de plus, elles accroissent considérablement les difficultés du traitement de cette dernière.

Dans le cas où il s'agit d'une petite tumeur kystique ou suppurée, on peut espérer la guérison par l'incision et le curettage ou, mieux, l'excision de la paroi. Au

[1] Lefort : *Thèse*, 1880 (Hamonic).

niveau du segment pénien, cela n'offre pas de difficultés quand elles sont assez développées. Il n'en est plus de même s'il s'agit de grains folliculaires rétro-bulbaires. Il est bien difficile d'agir efficacement sur elle par la voie uréthrale. On en a guéri par l'électrolyse et l'injection de quelques gouttes de nitrate d'argent. Mais je pense que, si l'on y peut décider le malade, le mieux sera toujours de les exciser avec précaution, lorsque l'on aura échoué par les autres méthodes. En tout cas, il faudra se souvenir de l'influence déplorable qu'exercent ces petites lésions sur la persistance de la blennorrhagie uréthrale.

Folliculites phlegmoneuses (Abcès péri-uréthraux). — On a vu qu'on pouvait rencontrer du pus à l'intérieur des petits kystes folliculaires. On comprend très facilement qu'il puisse se produire autour d'une folliculite suppurée elle-même une inflammation violente du tissu conjonctif ambiant, qui aboutira à la formation d'un véritable phlegmon péri-uréthral plus ou moins étendu. Ce sont ces faits qui ont été bien étudiés par Hardy. Très probablement, les microbes pyogènes ordinaires entrent pour une grande part dans la pathogénie de ces phlegmons. Cependant Welander et Celso Pellizari[1] y ont trouvé le gonocoque, et ce dernier le considère comme le facteur direct de la suppuration.

[1] *Giornale italiano delle mal. ven. et della pelle*, 1890.

Le plus souvent, les abcès péri-uréthraux engainent la partie antérieure de la paroi inférieure du canal. Ils ont comme point de départ ordinaire les folliculites si fréquentes au voisinage du méat. Ils peuvent même être consécutifs à la lésion des glandes s'ouvrant à la peau, sur le pénis et non sur la muqueuse. Ils évoluent rapidement vers la suppuration. Ils guérissent généralement sans difficulté après l'incision. Mais, d'autres fois, ils laissent des fistules urinaires fort rebelles, si elles sont dues à une perte de substance un peu considérable de l'urèthre. En général, ces fistules indiquent que le canal excréteur de la glandule est resté perméable. Elles sont presque toujours très petites, très rarement multiples. Il peut arriver que le petit canal qui les met en communication avec l'urèthre soit très long.

Le traitement consiste à inciser le phlegmon et à le désinfecter. Quant aux fistules, on disséquera et on oblitérera le canal intermédiaire s'il existe ; si la fistule est très petite, on pourra essayer de la détruire avec des cautérisations prudentes. Si enfin on se trouve en présence de véritables pertes de substances de la paroi uréthrale, on aura recours à un procédé quelconque d'autoplastie en rapport avec la région et la lésion.

CHAPITRE II

CYSTITES DANS LA BLENNORRHAGIE

Il y a cystite toutes les fois que l'épithélium vésical est lésé par une inflammation quelconque. Symptomatiquement, il y a cystite toutes les fois que l'urine vésicale est en totalité troublée par le pus (à condition, bien entendu, que la provenance rénale de cette urine purulente soit inadmissible).

La cystite survient avec une extrême fréquence dans le cours de la chaudepisse ; mais cela ne prouve nullement qu'elle soit créée par le même agent que la blennorrhagie uréthrale à laquelle elle est si étroitement liée. Il y a des cystites qui apparaissent dans le cours de la blennorrhagie, et non pas une cystite blennorrhagique [1].

On peut les classer en deux grandes catégories :

La première comprend les cystites du col classique, auxquelles nous pensons qu'il faut adjoindre les uréthrites postérieures aiguës de Finger.

[1] REBLAUB : *Thèse*, Paris, 1892, travail excellent ; — V. aussi : BARLOW : *Arch. fur Dermat. und Syph.*, 1893.

La seconde englobe toutes les variétés de cystites totales.

Non seulement il existe des différences entre ces deux sortes de cystites, mais encore il n'y a pas d'unité entre les divers cas qui les composent. Il est très probable que la majorité des cystites cervicales relèvent réellement du gonocoque ; elles sont la simple continuation de la maladie uréthrale ; mais il cesse d'en être ainsi quand la cystite devient totale. Actuellement, tout porte à croire que cette dernière est, dans la grande majorité des cas, consécutive à l'action des microbes pathogènes et pyogènes associés. Reblaub a bien montré combien cette notion était d'ailleurs générale. Barlow, qui accepte des idées analogues, affirme qu'il peut cependant exister des cystites véritables à gonocoques ; les faits sont encore rares. Mais le gonocoque ne cesse pas de jouer un rôle considérable dans leur production. Si nous nous reportons aux idées générales enseignées, par M. Guyon, à l'École de Necker, idées qui se présentent comme très vraisemblables, une lésion anatomique préalable de l'épithélium vésical semble nécessaire pour que les pyogènes ordinaires (staphylocoque, streptocoque, *coli commune*, etc.) puissent s'y installer et déterminer la condition essentielle d'une cystite. La structure épithéliale de la vessie ne se rapproche pas exactement du type pavimenteux et la muqueuse est susceptible

d'être attaquée superficiellement par l'invasion intravésicale de l'infiltration gonococcique. Cette dernière
est éphémère en elle-même, mais les lésions qu'elle
détermine, quoique légères, suffisent pour mettre
le tissu en état de réceptivité et pour permettre aux
pyogènes de s'y implanter. Quant à l'urine elle-même,
elle serait peu favorable au développement du gonocoque, à cause de son acidité, dit Dumesnil [1]. En tout
cas, il ne semble pas que le microbe de Neisser jouisse
de la propriété de décomposer l'urée. Sans adopter
complètement les idées de Roswing, il est certain que
la transformation ammoniacale de l'urine doit entrer
en ligne de compte dans la pathogénie générale des
cystites. En résumé, si l'on se plaçait au point de vue
pathogénique, il nous semble qu'on pourrait admettre :
des cystites vésicales, probablement gonococciques,
secondaires à l'invasion intravésicale du processus
uréthral ; — des cystites totales secondaires à la précédente, quelquefois purement gonococciques, d'ordinaire dues à des infections surajoutées, facilitées
par l'action préalable du microbe de Neisser ; — des
cystites totales où le gonocoque ne joue peut-être
qu'un rôle infime ou nul et dont le type est repré-
senté par les cystites d'inoculation dues à la péné-

---

[1] Steinschneider dit qu'en associant l'urine au sérum de sang
humain on a un bon milieu de culture pour le gonocoque (? ?).
(*Mercredi médical*, 1893.)

tration intravésicale d'un instrument ou d'un liquide d'injection septique. Encore, dans ce dernier cas, faut-il se demander comment la muqueuse a été rendue accessible à l'infection.

En pratique, il est préférable d'envisager successivement les cystites du col et les cystites totales.

Cystites cervicales. — C'est là d'ailleurs surtout une appellation clinique. Sur l'étiologie de la cystite cervicale banale, nous ne savons rien de bien précis. Elle est des plus fréquentes ; on ne s'en étonnera pas si l'on se souvient de l'envahissement presque constant de la totalité de la muqueuse uréthrale. Toute cause favorisant l'extension et l'intensité de la blennorrhagie aura pour résultats d'augmenter les chances de production de l'inflammation de la muqueuse vésico-cervicale, ainsi la fatigue, les écarts de régime, le coït, etc. Le froid y expose certainement. Je ne suis nullement convaincu que le fait de porter du pus au niveau du méat interne possède une action bien positive. Cette préoccupation n'entre jamais en ligne de compte dans notre manière d'agir. Si des cystites sont apparues consécutivement à des cathétérismes ou à des injections, c'est qu'ils étaient septiques. Elle apparaît d'ordinaire vers le quinzième jour ; on peut la voir dès le quatrième ou cinquième ; elle se manifeste aussi à des époques bien plus tardives et au cours de blennorrhagies subaiguës et prolongées. M. Guyon a montré que certaines cystites relevaient d'uréthrites latentes et, par conséquent, représentaient des complications en apparence tout à fait tardives (Champeil) de la blennorrhagie. Il est de règle qu'elle accompagne les épididymites et les prostatites un peu graves.

Elle se traduit par des symptômes de deux ordres : accidents de la miction et troubles de l'urine.

La *miction* devient d'une fréquence extrême ; les malades arrivent à pisser de quinze à dix-huit fois pendant les vingt-quatre heures ; cette pollakiurie est aussi bien diurne que nocturne. Elle est absolument impérieuse, et l'émission volontaire ou non de l'urine suit immédiatement les premières sensations du besoin d'uriner, comme si la contractilité vésicale était devenue spasmodique et la résistance du sphincter paralysée. Elle est très douloureuse, principalement au début et à la fin. Cette douleur semble parfois siéger à l'extrémité de la verge ; mais, le plus souvent, elle se localise bien au point malade et peut s'accompagner d'irradiations périnéales. L'expulsion des dernières gouttes est particulièrement pénible à cause du ténesme ; elle est accompagnée de douleurs contusives, saccadées au niveau du périnée, répondant au spasme musculaire et, en particulier, aux contractions du bulbo-caverneux.

L'urine est troublée en totalité par du pus, des grumeaux, du sang, des caillots. Comme à cette période la quantité d'urine émise est toujours très peu considérable, il n'est pas aisé de savoir si le trouble total trahit l'inflammation de la muqueuse vésicale malade en totalité ou sur une grande étendue, en dehors du voisinage restreint du méat interne. Mais, si on suit les malades avec un peu de soin, on voit que toujours, à la période d'acuité de la maladie succède un moment moins pénible pendant lequel les malades peuvent garder et émettre une quantité d'urine assez considérable pour qu'on puisse être renseigné à ce sujet : ces urines sont troubles intégralement. En d'autres termes, je pense que la cystite cervicale est constamment suivie d'une cystite vraie plus ou moins éphémère, répondant à l'envahissement d'une portion plus ou moins étendue de la muqueuse vésicale.

La cystite cervicale évolue plus vite. A l'état type, elle persiste rarement pendant plus de trois à quatre jours ; mais elle se prolonge souvent bien au-delà avec une intensité moindre. Jamais les petites hémorrhagies vésicales qui l'accompagnent n'offrent de gravité. Les troubles de l'état général dépendent le plus souvent des complications avec lesquelles elle coïncide. Un seul lui est spécial et particulièrement pénible : l'insomnie, causée par les incessantes exigences de la miction.

On a vivement recommandé l'emploi du nitrate d'argent dans son traitement. On fait des lavages de la vessie avec une solution au 1/500 ou des instillations de quelques gouttes avec une solution de 1/50. Mais il y a des cystites qui s'améliorent très vite spontanément, et d'autres qui résistent énergiquement au traitement. Pour ma part, j'y ai tout à fait renoncé. Le traitement des symptômes donne de bons résultats sous forme de bains et de morphine en injections sous-cutanées. Enfin, bien qu'en thèse générale je sois infiniment peu partisan du traitement des affections blennorrhagiques par les remèdes internes, j'ai toujours retiré d'excellents résultats de la potion de Chopart. Il faut seulement prescrire cette mixture d'un goût barbare sous forme de capsules qui se déglutissent sans difficulté et n'ont que peu d'influence sur le fonctionnement de l'estomac.

Cystite totale. — Quand les accidents aigus dont nous venons de parler se sont calmés, soit spontanément, soit sous l'influence du traitement, la cystite est loin d'avoir disparu. Les malades conservent la miction fréquente, mais à un bien moindre degré. Les épreintes, le ténesme ont cessé; les malades gardent cependant un peu de pollakiurie : deux ou trois mictions nocturnes. Le fait qu'un blennorrhagien jeune se lève, la nuit, pour uriner correspond presque constamment à un trouble diffus de la totalité de l'urine. A l'examen des verres, c'est le dernier qui est le plus troublé ; parfois, il présente encore quelques stries sanglantes. Il arrive d'ailleurs que la cystite est presque complètement latente, en ce sens qu'elle ne se manifeste que par le trouble de l'urine : les symptômes subjectifs manquent totalement. Enfin, il n'est nullement nécessaire que la cystite totale soit précédée de l'ensemble symptomatique de la cystite du col.

La marche des cystites qui surviennent dans le cours de la blennorrhagie est extrêmement capricieuse. Les formes les plus bruyantes à leur début peuvent guérir en très peu de jours et les urines s'éclaircissent spontanément ou sous l'influence de quelques capsules de térébenthine. D'autres fois, on a plus de peine à arriver à ce résultat, qui se fait attendre pendant dix à quinze jours. Enfin on voit certaines de ces cystites affecter une ténacité remarquable et exiger plusieurs semaines de traitement énergique et suivi. Ce sont précisément les cystites d'inoculations (cystites bactériennes de Paillard) qui présentent cette tendance à la chronicité.

Pendant les premiers jours, je me contente de donner des bains et des balsamiques au malade. Je rappelle que la potion de Chopart rend souvent de très grands services. Quand la maladie se prolonge au-delà du dixième jour, il faut changer de manière de faire et la traiter comme une cystite ordinaire, de nature indéterminée. On fera donc son possible pour désinfecter la cavité vésicale. Les lavages boriqués sont insuffisants ; le salol et le borate de soude à l'intérieur ne donnent pas de résultats. Il faut faire des lavages de la vessie avec des solutions de nitrate d'argent à 1/500 et les continuer jusqu'à achèvement de la guérison, c'est-à-dire jusqu'à ce que les urines soient redevenues tout à fait limpides. J'ai dit plus haut que l'existence de la cystite était une contre-indication à l'emploi de la méthode de Janet ; on reprendra cette dernière aussitôt que la vessie sera saine.

Urétérites, pyélites, néphrites dans la blennorrhagie. — Nous manquons de renseignements anatomiques précis au sujet des localisations de la blennorrhagie sur le segment supérieur de l'appareil urinaire, l'uretère et le rein [1].

On a depuis longtemps soupçonné l'influence possible de la blennorrhagie sur la production de quelques néphrites chroniques. Actuellement un assez grand nombre d'observations montrent que des anomalies de l'urine trahissent souvent un certain degré d'altération du fonctionnement du rein.

Sur 424 blennorrhagiens dont ils ont analysé les

1 BALZER et JACQUINET : *Semaine médicale*, août 1893.

urines, Balzer et Souplet en ont trouvé 99 qui, à un moment quelconque, ont présenté de l'albumine dans les urines. Très généralement cette albuminurie passe inaperçue, est éphémère et ne comporte aucune gravité. En pareils cas, on peut se demander si les balsamiques n'y sont pas pour quelque chose, en raison de leur influence sur le rein, si cette albuminurie est due à un réflexe uréthro-rénal, si elle est le résultat d'une infection générale de l'organisme agissant ainsi comme dans les pyrexies infectieuses ordinaires. Il est encore bien difficile d'être édifié sur ces différentes alternatives.

Beaucoup plus rarement, surtout chez les malades qui offrent des cystites et des épididymites, l'albuminurie est un peu plus prolongée et s'accompagne de lassitude, de fièvre ; je ne crois pas qu'on puisse regarder ces accidents, d'ailleurs encore passagers, comme autre chose qu'une variété plus accusée des albuminuries transitoires signalées en premier lieu.

Mais il existe des patients chez lesquels les phénomènes rénaux deviennent beaucoup plus graves ; après les cystites, on voit persister l'albuminurie ; on note des œdèmes, des céphalées, un état général d'une certaine gravité. Les urines sont troubles en totalité, d'une manière diffuse, à la manière des urines purulentes rénales : on y trouve des éléments de desquamation du rein, des cylindres du sphincter ; il y a de la fièvre, des douleurs lombaires, etc. (Furbringer). Enfin, exceptionnellement, les accidents prennent une grande gravité et l'on a vu des cas mortels. Évidemment, ces cas répondent à des néphrites vraies, liées à la blennorrhagie et qui résultent très probablement d'une ascension urétérale. Presque toujours ces complications graves ou légères se constatent après des cystites ; cela porte à croire que le gonocoque n'y est probablement pour rien et que la responsabilité des accidents incombe aux microbes pathogènes ordinaires aux cystites. On peut invoquer, d'ailleurs, à l'appui de cette opinion les observations telles que celles de Murchison, qui a incisé une pyélo-néphrite suppurée dans le cours d'une chaudepisse ; le phlegmon périnéphrétique cité par Laforgue, etc. Il est possible que la néphrite soit parfois le résultat d'une infection sanguine qu'on tend de plus en plus à attribuer à la blennorrhagie ; mais je crois qu'il faut encore être très réservé sur ce sujet.

Ainsi il peut exister des néphrites blennorrhagiques sérieuses et même graves. Il faut les traiter comme les lésions ordinaires du rein auxquelles on reconnaît une étiologie microbienne encore indéterminable, mais certaine. On commencera donc par aseptiser le foyer uréthral et vésical ; on évitera de donner des balsamiques (on a accusé le santal de provoquer des lésions à lui seul) ; on donnera du lait ; enfin on prescrira les régimes et les principes d'hygiène ordinaires,

CHAPITRE III

DÉTERMINATIONS PROSTATIQUES ET GÉNITALES DE LA BLENNORRHAGIE

Jusqu'ici nous avons eu en vue la localisation initiale de la blennorrhagie, celle qui frappe l'arbre urinaire; l'urèthre et la vessie apparaissent comme l'axe d'où rayonnent les complications extérieures dues à la propagation de la maladie. Nous étudierons dans ce chapitre les lésions et les accidents que la chaudepisse fait éclore dans les appareils qui débouchent dans l'urèthre.

Nous savons que l'uréthrite blennorrhagique est totale, nous ne serons donc pas tentés de nous étonner de la fréquence avec laquelle on voit être atteints les orifices des glandes qui se vident dans l'urèthre postérieur, et de là ces glandes elles-mêmes.

Nous envisagerons successivement :

1º Les complications prostatiques ;

2º Les complications qui frappent l'appareil génital ;

3º Enfin, les déterminations péritonéales que ces dernières peuvent engendrer.

§ 1. — **Prostatites dans la blennorrhagie**

La blennorrhagie ne s'accompagne qu'assez rarement de lésions graves de la prostate ; au contraire, elle présente avec une très grande fréquence des manifestations légères, latentes du côté de cet organe. Il faut donc ainsi séparer : 1° la prostatite normale de la blennorrhagie ; 2° les prostatites aiguës et suppurées.

Prostatite simple. — M. Fournier a insisté sur ce fait qu'un bon nombre de malades souffrent de congestions prostatiques qui se traduisent par de la pesanteur périnéale, quelques douleurs, etc. On sait aussi très bien que la prostatorrhée est un des reliquats les plus constants de la blennorrhagie guérie.

En réalité, la très grande majorité des chaudepisses se compliquent, à un moment quelconque, de phénomènes très appréciables du côté de la prostate.

Un élève d'Aubert, Montagnon, a examiné à ce point de vue une série de 100 blennorrhagiens (et non, comme le croit Finger, une série de 100 individus atteints d'uréthrite postérieure) ; il en a trouvé 70, chez lesquels le toucher rectal a montré d'une manière certaine l'existence d'une lésion de la glande. Cette lésion se révèle par une augmentation de volume uni

---

[1] *Lyon méd.*, 1885.

ou bilobaire et une certaine sensibilité ; quelquefois, il s'y joint des signes subjectifs peu importants. Cet envahissement de la prostate suit aussitôt celui de l'urèthre postérieur et apparaît à des dates aussi variables que lui. Montagnon note l'accident dans le cours d'une blennorrhagie datant de six jours ; 16 de ses malades avaient, en outre, eu des épididymites. Si l'on se rappelle que 90 o/o des blennorrhagiens ont leur urèthre postérieur envahi, on voit que, parmi ces 90, 20 seulement échappent à la prostatite latente. Pour si peu importante que paraisse cette prostatite vraisemblablement canaliculaire, elle laisse cependant souvent des reliquats dont il faut tenir compte. Chez certains malades, si, après avoir fait vider la vessie, on presse sur la prostate à travers la paroi rectale, on fait sourdre un liquide muco-purulent qui indique l'existence d'une certaine diapédèse et d'une hyper-sécrétion notable dans les canalicules. La lésion tend à devenir très chronique, et cette hypersécrétion ne se modifie pas, ou ne se modifie que très lentement ; c'est pourquoi la prostatorrhée de la défécation est si fréquente chez les anciens blennorrhagiens. On voit alors apparaître au méat un liquide visqueux, transparent ou blanchâtre, qui empèse le linge et ne le tache pas en jaune. Ce liquide contient des cellules épithéliales, des cristaux, des leucocytes, des corpuscules solides, etc. Finger a récemment fait connaître les lésions de la prostatite chronique. Il distingue trois sortes de faits, tantôt il y a simplement de la prolifération et de la desquamation de l'épithélium des canalicules ; il y a alors véritablement hypersécrétion d'un liquide chargé d'éléments épithéliaux ; tantôt l'érosion épithéliale des canalicules est plus profonde, la diapédèse est intense et le liquide est chargé de leucocytes. Enfin il existe des lésions péri-canaliculaires qui se combinent d'une façon variable avec la précédente, mais peuvent d'ailleurs faire défaut.

Cette prostatite blennorrhagique n'est pas très grave ; il faut nous avouer que nous sommes à peu près dépourvus de moyens de la modifier efficacement. Je n'ai qu'une confiance limitée dans les psychrophores de Winternitz[1], gros cathéters à double courant destinés à permettre de faire subir à cette région un véritable traitement interne hydrothérapique par le passage prolongé d'un courant d'eau froide. Cependant, la dilatation semble posséder une action réelle sur la prostatorrhée. Il est d'ailleurs évident que la guérison de l'uréthrite doit être le premier temps du traitement. A la période du début, on peut faire un peu de révulsion sur les régions périnéales. Les application s froides sur le périnée, les douches rendent parfois des services à la période ultime et torpide.

[1] *Wiener med. Woch.*, n° 8, 1893.

Prostatite aiguë et suppurée. — Elle est heureusement assez exceptionnelle ; nous ne savons rien sur la pathogénie exacte des suppurations de la prostate qui peuvent compliquer la chaudepisse. Il paraît probable que ce sont les microbes pyogènes autres que le gonocoque qui en sont d'ordinaire les auteurs. L'exercice intempestif du coït, la fatigue, les injections septiques ont paru plus d'une fois la cause de la prostatite aiguë.

A un premier degré, intermédiaire entre les formes accusées de la prostatite simple et les abcès francs, la prostatite aiguë se caractérise par de violents phénomènes douloureux qui occupent le périnée tendu, pulsatile, et rendent très pénibles la miction et la défécation. Le toucher rectal montre la glande volumineuse et très sensible.

On note toujours de la fièvre, une hyperthermie parfois considérable. La maladie peut se résoudre ; on voit alors, au bout de deux ou trois jours, les accidents se calmer et tout rentre lentement dans l'ordre, sans laisser les désordres habituels à une prostatite chronique. On peut supposer dans ce cas que la suppuration n'a eu lieu que dans les canalicules, qu'elle a pu se vider dans l'urèthre et qu'en somme il n'y a pas de véritables abcès.

Mais il n'en est pas toujours ainsi. On voit alors s'affirmer les phénomènes généraux ; il y a des frissons, un état saburral marqué, des températures supérieures à + 40°. Les accidents douloureux prennent une intensité insupportable. La douleur est continue, lancinante. La marche est impossible, ainsi que la station assise. La défécation et la miction s'accompagnent d'atroces douleurs, à cause des secousses produites par la contraction des muscles de la région. L'examen du périnée montre seulement un peu d'œdème qui manque souvent. Le toucher rectal montre que la prostate est tendue, volumineuse, fluctuante; il est extrêmement douloureux lui-même, aussi bien que le cathétérisme de l'urèthre.

Le plus souvent (dans la moitié des cas), le pus s'évacue dans l'urèthre, soit spontanément, soit à propos d'un cathétérisme, soit pendant le toucher rectal. C'est la terminaison la plus heureuse. D'autres fois, l'abcès s'ouvre dans le rectum, beaucoup plus rarement au périnée. Comme dans toutes les suppurations péri-intestinales, le pus est extrêmement fétide.

Il est probable que la lésion est canaliculaire au début et que, des canalicules, les microbes pyogènes pénètrent dans le stroma musculaire et conjonctif de la prostate; au début, ils y font de petits abcès miliaires qui se collectent dans le tissu de la glande congestionnée et infiltrée. La marche est très aiguë et évolue en peu de jours, du moins dans les cas types.

Au début, le traitement sera surtout symptomatique; on donnera de la quinine, de la morphine. On appliquera sur le périnée des vessies remplies de glace; on a recommandé l'usage de la glace introduite dans le rectum ; enfin, on appliquera des sangsues. Aussitôt qu'on aura la certitude d'un abcès de la prostate, on interviendra. Conformément aux conclusions de Segond, il faut les ouvrir à travers le périnée et le plus tôt possible, afin de pouvoir désinfecter ce foyer, de l'empêcher d'entrer en communication avec l'urèthre ou le rectum. Si l'ouverture se fait spontanément par l'urèthre ou le rectum, il n'y a qu'à attendre. Dans le cas où il présenterait une fistule, où les symptômes d'infection ne se calmeraient pas, il ne faudrait pas hésiter à pénétrer dans le foyer à travers le périnée et à en assurer le drainage. En effet, si la prostatite suppurée, quoique sérieuse, ne peut pas être considérée comme très grave, il n'en est plus de même des cas où la suppuration, franchissant les limites de la glande, s'évade dans les loges qui l'entourent et crée un phlegmon périprostatique.

Phlegmon périprostatique. — C'est là un accident d'une gravité extrême, mais qu'on rencontre bien rarement, actuellement du moins. Pour moi, je ne l'ai jamais vu. Les fusées purulentes se prolongent suivant la disposition des aponévroses et du tissu conjonctif ; elles viennent s'ouvrir vers l'ombilic, au-dessous des fausses côtes, au niveau de la grande échancrure sciatique, etc. ; ce sont alors de véritables cellulites pelviennes suppurées d'une extrême gravité, d'autant plus qu'elles ont pu aboutir à des perforations péritonéales. Nous renvoyons aux traités de chirurgie et, en particulier, à la thèse de Segond (Paris, 1880) le lecteur désireux de détails. Quant aux indications thérapeutiques, elles sont subordonnées aux circonstances. On aura fait pour le mieux quand on aura établi le meilleur drainage.

§ 2. — Lésions de l'appareil génital dans la blennorrhagie

La blennorrhagie ne frappe que le système vecteur du sperme. L'appareil secréteur, le testicule même restent indemnes, au moins dans l'immense majorité des cas.

Nous considérons comme hors de doute que le processus inflammatoire débute toujours au niveau de l'abouchement uréthral des canaux éjaculateurs, remonte suivant le déférent en frappant ou en épargnant les vésicules séminales, et arrive ainsi à l'épididyme qu'il ne dépasse point. Sur ce point, nous partageons entièrement l'avis de MM. Monod et Terrillon, qui sont d'ailleurs en contradiction avec beaucoup d'auteurs : je n'ai jamais vu d'épididymite blennorrhagique précédant une déférentite ou isolée de cette dernière[1].

Ces accidents relèvent évidemment d'une cause pa-

---

[1] MONOD et TERRILLON : *Maladies du testicule.*

thogénique infectieuse et je ne crois pas qu'il y ait lieu de discuter les théories des réflexes, etc. La question est de savoir quel est l'agent infectieux. Quelques auteurs ont dit avoir trouvé le gonocoque dans le liquide de l'hydrocèle qui accompagne l'épididymite ; mais ces vues n'ont pas été confirmées. Eraud et Hugounenq, et leur élève d'Ahrlac, ont fait connaitre à ce sujet une série de faits qui, bien que n'entrainant pas encore complètement la conviction, sont cependant très intéressants [1].

Ces auteurs ont montré que, dans la sérosité de la vaginalite, on trouve un diplocoque très semblable au gonocoque, au point de vue morphologique ; il n'est pas pyogène, il se cultive facilement sur tous les milieux habituels, ne liquéfie pas la gélatine, ne passe pas dans le sang des animaux à qui on l'injecte, et se décolore après le Gram. Son injection produit l'orchite chez le chien. Des cultures on peut isoler une diastase dont l'infection amène également la production d'orchite chez le chien. Eraud et Hugounenq ont des tendances marquées à identifier leur « orchiocoque » à un des saprophytes de l'urèthre. Constatation intéressante : en ensemençant sur les milieux ordinaires du pus de blennorrhagie recueilli sur des individus

<hr>

[1] D'AHRLAC : *Thèse*, Lyon, 1892 ; — ÉRAUD et HUGOUNENG : A. D. S., 1893.

atteints d'épididymite, ils ont obtenu des cultures du même microbe. Au contraire, les milieux sont restés stériles quand ils ont ensemencé du pus de blennorrhagie indemne de complication.

Il n'est pas douteux que le microbe en question ne soit entièrement différent du gonocoque. Si l'on vient à confirmer ses propriétés pathogènes, on aura ainsi montré très nettement que l'envahissement du système vecteur du sperme est effectué par un microbe autre que le gonocoque. Il faudrait aussi s'assurer des rapports qui peuvent exister entre lui et les saprophytes uréthraux. Quoi qu'il en soit, on est amené à rapprocher étroitement la pathogénie de l'épididymite de celle des cystites où nous avons surpris l'action si importante des associés du gonocoque au détriment de l'influence immédiate et personnelle de ce dernier.

On peut diviser le système vecteur du sperme en trois segments :

1° Un segment prostato-vésiculaire ;

2° Un segment funiculaire ;

3° Un segment épididymaire.

Nous étudierons successivement les lésions de chacun d'eux et les troubles qu'elles entraînent.

SEGMENT PROSTATO-VÉSICULAIRE. — On sait que les canaux éjaculateurs débouchent dans l'urèthre postérieur sur les côtés du versant antérieur du veru montanum (*caput gallinaginis* de la nomenclature allemande), au voisinage des orifices des canalicules prostatiques et de l'utricule. Il nous a paru utile et légitime de considérer les vésicules séminales comme appartenant au système des éjaculateurs, le canal déférent commençant au-delà de l'abouchement. Les autopsies macroscopiques ont montré que les lésions de l'uréthrite aiguë frappaient l'urèthre postérieur et il est difficile d'admettre que les orifices des éjaculateurs soient respectés. Du reste, on a précisément indiqué leurs lésions (Hardy, Gaussail, Delpech).

Enfin il suffit de se reporter aux examens microscopiques de Finger et aux figures qu'il a données pour voir à quel degré tout l'ensemble du veru montanum participe aux désordres de l'uréthrite chronique. Dans quelle mesure est atteinte la portion intraprostatique du système génital ? Il est bien difficile de le savoir, car il est probable qu'il est souvent lésé légèrement sans que rien puisse trahir son altération ni permettre de s'en assurer. D'autre part, dans leur passage à travers la prostate, les éjaculateurs sont assez bien isolés pour admettre qu'ils ne participent pas absolument aux lésions de cette dernière. Un seul fait est certain, c'est que leur épithélium desquame, s'érode et qu'il se produit autour d'eux des ilots de sclérose, aussi bien qu'au-dessous de la muqueuse uréthrale. Quant aux symptômes qui trahissent ces altérations, ils doivent

être recherchés parmi ceux que nous décrirons tout
à l'heure à propos des troubles de la fonction
sexuelle.

Les altérations des vésicules séminales ne sont pas
beaucoup plus connues [1], parce que leur exploration est
difficile et incertaine. Cependant on possède un certain
nombre d'autopsies qui nous les montrent fortement
augmentées de volume, infiltrées, œdémateuses, pleines
de pus ou d'un liquide puriforme. L'inflammation peut
avoir laissé des épaississements, des nouures, etc.
D'autres fois, le processus dépasse les limites de la vési-
cule et il se produit des péricystites suppurées, que le
voisinage du péritoine a rendues redoutables. Il n'est
pas probable que la spermatocystite accompagne for-
cément l'épididymite. On a trouvé les vésicules tantôt
saines, tantôt malades; mais il est bien probable que,
dans la très grande majorité des cas, elles participent
à un degré plus ou moins léger du processus. Ce qui le
prouve, c'est la fréquence des troubles de leur fonctionnement pendant la convalescence; l'hémospermie
passagère qu'on observe si souvent après l'épididymite
indique bien que la muqueuse vésiculaire a dû être
érodée assez profondément pour permettre un peu
d'exsudat hémorrhagique. Quant à la symptomatologie
de la spermatocystite même, non compliquée, elle
passe à peu près inaperçue. Seule l'exploration soignée

[1] Guelliot : *Thèse*, Paris, 1883.

par le rectum permet de constater, également, une tuméfaction rarement persistante.

Segment funiculaire, déférentitiel. — Ce n'est qu'exceptionnellement que l'ensemble du cordon, ou mieux le tissu conjonctif qui entre dans sa constitution, participera à l'inflammation, au contraire infaillible, du canal déférent.

Terrillon a fait connaître les lésions de la déférentite : épaississement de la couche musculaire de la paroi, infiltration embryonnaire de la tunique conjonctive. Les cellules de l'épithélium perdent leurs cils ; elles s'aplatissent, dégénèrent par places et disparaissent. Enfin le contenu qui contenait des spermatozoïdes cesse d'en présenter, il devient puriforme, chargé de leucocytes.

A l'examen clinique, on trouve une augmentation de volume et de consistance variables ; quelquefois, la douleur seule permet de bien apprécier l'état du déférent dont la sensibilité est très augmentée, le plus souvent à l'exploration de l'anneau inguinal, d'autres fois sur une portion plus ou moins longue de son trajet. Enfin on trouve le déférent sous forme d'un petit tuyau dur, rond, beaucoup plus gros qu'à l'état normal, et c'est surtout dans son trajet juxta-épididymaire que ces altérations atteignent leur maximum de développement.

Quand le cordon lui-même participe à la maladie, les accidents sont beaucoup plus prononcés. Il y a de la fièvre, un état saburral, quelques vomissements même. Les phénomènes douloureux offrent toujours une grande intensité. Tout le trajet intrapariétal du cordon est dessiné par une masse inflammatoire, accompagnée de rougeur du tégument et d'œdème. Cette apparence phlegmoneuse est parfois assez étalée sur la paroi abdominale pour que, sur un de mes malades, j'aie dû éliminer l'hypothèse possible d'une appendicite. Les désordres persistent d'ordinaire pendant cinq ou six jours et se résolvent, mais il peut survenir de la suppuration. Tantôt cette dernière se limite exactement au trajet du cordon; elle peut même ne pas dépasser l'anneau inguinal externe, comme Lanz l'a constaté et comme l'a vu Mauriac en un cas de funiculite simple. De telles observations, ainsi que celles de Mibelli, montrent qu'il peut y avoir funiculite sans épididymite, et il est bien possible que, du côté du déférent, des désordres légers se produisent beaucoup plus souvent que nous ne le pensons, sans arriver jusqu'à l'épididyme.

Les rapports du tissu conjonctif du cordon avec les interstices aponévrotiques du bassin, comme avec le tissu cellulaire sous-péritonéal, font aussitôt prévoir la possibilité de complications redoutables dans l'étendue de ces territoires. En effet, on les a observées. Entre plusieurs, je rappelle l'observation classique de Faucon, où le pus fusa jusqu'au-devant de la vessie. Nous verrons plus loin ce que l'on sait des péritonites blennorrhagiques de l'homme.

Ce qui précède montre que, si la déférentite n'offre pas en elle-même de gravité, il n'en est plus de même quand elle s'accompagne de funiculite. Celle-ci doit donc être traitée avec soin et avec énergie. On mettra le malade au repos absolu ; des sangsues et de la glace appliquées le long du cordon diminueront les douleurs, la tension, et combattront le développement du phlegmon. S'il apparaissait du pus, il faudrait inciser de suite, assez largement, et assurer un drainage avec les égards que l'on doit à une région aussi délicate.

Épididymite. — Les recherches de l'École de Paris (Rochoux, Moreau, Blandin, Ricord, etc.) ont établi solidement que les localisations intrascrotales de la blennorrhagie frappaient non pas le testicule, mais bien seulement l'épididyme. Existe-t-il une orchite blennorrhagique vraie ? Je ne puis l'affirmer, et même je ne le crois pas. Cependant on a vu suppurer le testicule après une épididymite, mais précisément dans des cas où la chaudepisse s'était compliquée de cathétérisme, d'inoculations septiques, etc. Ricord a décrit, Rollet a figuré des nécroses du testicule aboutissant à son élimination après perforation de l'albuginée et de la paroi scrotale. N'est-il pas remarquable que de tels désordres ne s'observent presque plus, et ne faut-il pas les rapprocher de l'endémicité des états infectieux à l'époque où on les publiait ? Je me borne à dire que je n'ai jamais eu l'occasion d'incriminer sûrement la blennorrhagie de la production d'orchite et je crois que la majorité des observateurs ne l'a pas rencontrée plus souvent.

C'est donc l'épididyme qui est atteint, lui-même et ses annexes. Gosselin a signalé des tuméfactions isolées des *vasa aberrantia* [1]. En général, c'est tout l'appareil qui est atteint. Les lésions sont donc *épididymaires* ou *péri-épididymaires*.

Parmi ces dernières, la vaginalite est à peu près constante ; elle se traduit par une exsudation séreuse, parfois considérable, très rapide qui amène une hydrocèle aiguë et passagère. Le liquide reste clair et jamais il ne devient purulent ni hémorrhagique, du moins pendant la période d'état de la maladie. Les exsudats fibrineux doivent être peu abondants parce que la guérison laisse rarement des inégalités et des symphyses.

Le tissu cellulaire lâche où serpente le canal de l'épididyme présente un gonflement œdémateux

---

[1] J'ai moi-même constaté sur un de mes malades porteur d'une déférentite et indemne d'épididymite l'existence d'une tumeur *cordonnée*, dure, un peu douloureuse, occupant l'insertion du cordon et que je ne puis attribuer qu'à une lésion semblable.

énorme, qui n'aboutit pas à la suppuration. C'est son infiltration qui forme la masse qui entoure d'un bourrelet saillant et régulier le bord postérieur du testicule et constitue cette tumeur en cimier de casque plus grosse que la glande elle-même, quand la diminution de l'hydrocèle permet dela constater. En faisant des injections insterstitielles dans le tissu cellulaire de l'épididyme soit directement, soit à travers le testicule, Kocher, Monod et Terrillon ont reproduit un gonflement artificiel semblable au précédent.

En réalité, l'épididyme ne contribue que pour une petite part à l'augmentation de volume de la région épididymaire. Les autopsies nous le montrent tuméfié, mais modérément, conservant à peu près ses dispositions, sa forme normales. Il est d'une couleur jaunâtre, très dur à la coupe ; quelquefois, on l'a trouvé parsemé de petites cavités remplies d'un liquide séreux ou puriforme. et même de pus ; il est bien probable, d'ailleurs, que les abcès ne se produisent jamais dans les circonstances ordinaires, et ce n'est que dans les cas qui aboutissent à l'autopsie qu'on les a découverts et l'on ne peut savoir quelle part y a prise la complication cause de la mort. Malassez et Terrillon pensent que ces petites cavités kystiques limitent des dilatations canaliculaires. La masse des canaux épididymaires est tuméfiée et indurée. La paroi des canaux est infiltrée de cellules embryonnaires disposées en petits amas abondants, surtout vers l'origine du déférent. L'épithélium a perdu ses cils ; il s'est troublé ; les cellules desquament et laissent des érosions ; leur cavité contient un liquide un peu louche, chargé de leucocytes et de cellules épithéliales altérées et désagrégées. Les spermatozoïdes sont abolis.

La majeure partie des lésions d'œdème et d'exsudation disparaissent assez vite par la résolution, qu'il s'agisse du liquide d'hydrocèle ou de l'œdème du tissu conjonctif de l'épididyme. On ne sait pas bien comment se restitue l'épithélium des canaux. En tous cas, l'organe présente longtemps encore, au niveau de la queue, de petites masses dures, de consistance scléreuse, sur la structure précise desquelles nous sommes mal renseignés.

Toutes ces altérations entraînent-elles des désordres secondaires du côté de la glande testiculaire elle-même ? Cela paraît probable ; il n'est pas probable que les troubles profonds de la circulation sanguine et lymphatique de la région épididymaire ne touchent exactement que cette dernière. Cependant, ce sont des altérations légères, fugitives, purement passives, qui ne semblent guère entraîner des modifications bien apparentes. Les atrophies testiculaires consécutives à l'épididymite blennorrhagique sont des plus rares. Cependant, il est probable que cet épithélium génital si délicat peut être lésé dans sa fonction et l'azoospermie blennorrhagique relève, en effet, probablement des modifications transitoires, mais irréparables de ses éléments reproducteurs.

Symptômes. — L'épididymite se manifeste par l'apparition simultanée de la douleur et de la tuméfaction. Les phénomènes qui se sont préalablement passés du côté du déférent sont restés inaperçus du malade. La première manifestation est le plus souvent la perception d'une sensation de pesanteur pénible, avec irradiation le long du cordon et vers les lombes. Parfois, c'est à propos d'un choc léger, d'un effort que le malade s'en aperçoit pour la première fois. Cette douleur va en s'accroissant, elle devient très vive, même spontanée, exaspérée par le moindre mouvement, par le froissement le plus léger.

Au début, on constate simplement l'existence d'une petite tumeur représentant l'épididyme saillant et induré. Mais bientôt tout est submergé dans un gonflement considérable qui distend la région scrotale malade et qui va en s'augmentant pendant les quatre ou cinq premiers jours. La tumeur des bourses, la blennocèle, est alors constituée par une masse arrondie fluctuente, souvent recouverte d'une peau rouge et hyperesthésiée. Le liquide de la vaginale est très tendu ; il diminue vite, et on arrive à percevoir le testicule avec la masse péri-épididymaire qui le coiffe en cimier de casque et est sensiblement plus volumineuse que lui. Cette tuméfaction s'atténue elle-même assez rapidement et, après trois semaines d'un bon traitement, on ne trouve plus guère qu'un petit noyau d'induration qui persistera du reste immobile pendant des mois et des années.

Les accidents ne sont pas toujours aussi intenses, l'hydrocèle peut être très légère, l'œdème épididymaire moins développé ; même il semble que la vaginale puisse rester sèche et la tuméfaction à peine sensible. C'est cette allure générale qu'affecte le testicule blennorrhagique tardif de Mollière et Augagneur, qu'on voit survenir doucement chez de vieux blennorrhagiques où la chaudepisse est latente depuis longtemps. Fournier a indiqué l'existence d'une forme à évolution très lente, pseudo-tuberculeuse ; mais, comme quelques-uns de ces cas ont abouti à des abcès, on peut se demander si tous relèvent de la blennorrhagie.

Il est de règle que, concurremment à l'épididymite, se manifestent des signes de l'envahissement de l'urèthre postérieur et de ses annexes (prostatite, cystites cervicales, etc.). Très souvent aussi, on note une diminution notable de l'écoulement uréthral. Ce dernier reparaît d'ailleurs après trois ou quatre jours et reprend progressivement toute son abondance. Enfin, il y a de la fièvre, des températures élevées, quelquefois des vomissements. Les douleurs peuvent atteindre une grande intensité et rester tenaces, irradiées dans les lombes. Les pollutions nocturnes ne sont pas rares ; le sperme est alors blanc, souvent rouillé. A ce moment l'azoospermie est de règle.

Le plus souvent, l'unilatéralité au début est la règle. Parfois, les deux épididymes se prennent l'un après l'autre, plus exceptionnellement tous les deux simultanément. Il n'y a pas alors de modification notable à apporter au tableau clinique qui précède.

Étiologie. — L'épididymite apparaît d'ordinaire pendant la troisième semaine après le commencement de l'écoulement. Elle peut être beaucoup plus précoce et survenir après huit jours. Réellement, le traumatisme et la fatigue en facilitent l'éclosion ; mais on peut la voir survenir chez des sujets qui se tenaient parfaitement en repos et manquer chez nombre d'individus soumis à des travaux de fatigue.

La condition anatomique est évidente ; c'est l'envahissement, et un envahissement complet, profond, grave de l'urèthre postérieur; on peut donc dire qu'en général l'épididymite est en rapport avec l'intensité de la blennorrhagie. Du reste, elle peut survenir à tout moment. J'ai rappelé l'existence de la forme tardive de Mollière et Augagneur [1]. Au reste,

---

[1] MOLLIÈRE et AUGAGNEUR : Art. : *Testicule.* (*Dictionnaire de Dechambre.*)

dans ce dernier cas, il n'est pas certain que la blennorrhagie à gonocoque seule soit à incriminer. Il est bien établi que toute uréthrite septique, chronique ou aiguë, de quelque nature qu'elle soit, est apte à provoquer une épididymite.

Ledouble a insisté sur la vulnérabilité de l'épididyme du testicule en ectopie, et aussi sur sa gravité, à cause des rapports avec le péritoine. Dor a rappelé l'histoire d'une pseudo-hermaphrodite entrée à la clinique de Laroyenne avec deux tumeurs inguinales qui furent enlevées des deux côtés et étaient constituées par les testicules arrêtés à ce niveau et frappés d'une épididymite blennorrhagique [1].

Le *diagnostic* de l'épididymite blennorrhagique aiguë n'offre guère de difficultés. Il est parfois moins aisé dans les formes les plus intenses ou dans celles de gravité moyenne qui apparaissent dans le cours de blennorrhées oubliées du malade. En pareil cas, l'examen de l'urèthre et du pus de ce dernier rendra les plus grands services. Mais les blennorrhéens peuvent avoir des épididymites tuberculeuses comme tous les autres ; le diagnostic peut devenir alors très malaisé, surtout s'il s'agit de tuberculose aiguë testiculoépididymaire. Je dois avouer que, plus d'une fois, il ne m'a pas été possible de me prononcer avant d'avoir

---

[1] Dor. : *Lyon méd.*, 1802.

vu évoluer la lésion pendant quelques jours. L'amélioration assez rapide et assez facile des épididymites blennorrhagiques est un bon point de repère. Faut-il, du reste, admettre que l'épididymite de la chaude-pisse peut se transformer et devenir tuberculeuse, comme le croit Karewsky ? Je me range à l'opinion générale en penchant pour la négative. La coexistence de la blennorrhagie et de la tuberculose, du bacille de Koch et du gonocoque ne prouve nullement qu'il y ait entre eux des rapports autres que ceux dus au hasard.

Quant aux suites éloignées de l'épididymite, elles sont quelquefois graves en ce sens qu'elles peuvent compromettre gravement la fécondité ; d'autres fois, elles laissent des douleurs névralgiques très violentes (Mauriac) ; et cela surtout chez des individus porteurs de varicocèle. Quant à l'état local, il met quelquefois de longues années à se réparer et souvent l'induration épididymaire persiste d'une manière définitive.

Traitement. — Si l'on assiste à l'extrême début de l'épididymite, il faut essayer de l'enrayer : on mettra donc le malade au repos absolu, on appliquera des sangsues au niveau du cordon, de la glace en permanence sur les régions épididymaires bien immobilisées. Du reste, la thérapeutique de cette complication est extrêmement riche. Tous les révulsifs : vésicatoires, acide phénique, stypage, etc. etc., tous les immobilisants, depuis le collodion jusqu'à la terre glaise, ont été préconisés et ont donné des succès. Mais il existe un moyen d'une extrême simplicité et d'une efficacité absolue, qui est l'emploi du suspensoir de Langlebert-Horand. Il consiste en un suspensoir très large, en toile forte, avec sous-cuisses. Il est doublé d'une lame de toile imperméable et fourré de ouate. L'appareil doit être très serré, de telle sorte qu'il ait une consistance presque ligneuse une fois mis en place. La douleur est supprimée aussitôt; si l'application est bien faite, le malade peut se lever et vaquer à ses occupations. Cet appareil agit par l'immobilisation exacte, la compression, la sudation. Il faut le laisser en place en le resserrant, et le maintenir pendant huit jours. A ce moment, l'épanchement est d'ordinaire beaucoup moins considérable. Il est bon de conseiller au malade le port d'un appareil semblable, mais plus petit, pendant quatre ou cinq semaines, afin d'accélérer la résolution totale qu'aucun moyen ne favorise mieux. Enfin, l'antipyrine modifie souvent, d'une manière remarquable, les douleurs névralgiques qui suivent l'épididymite.

Il y a longtemps qu'on ne songe plus aux mouchetures testiculaires de Vidal et je ne vois aucune raison de ponctionner la vaginale, comme on vient de le recommander.

§ 3. — **Troubles de la fonction sexuelle consécutifs à la blennorrhagie**

C'est ici que nous avons cru devoir étudier rapidement un ensemble de désordres fonctionnels qui ne sont pas très rares chez les anciens blennorrhagiens et, en particulier, chez ceux qui ont présenté des complications sur le système génital. C'est dire que nous considérons les « névroses » comme des troubles fonctionnels dus à des lésions anatomiques vraies, au même titre que l'azoospermie, et que, dès lors, le terme de névrose ne leur doit plus être appliqué. Du reste, il est évident et j'admets volontiers que ces altérations fonctionnelles sont, dans leur intensité et même dans leur production, en rapport avec l'état nerveux du sujet, plus peut-être qu'avec les lésions somatiques. Cependant ces dernières conservent un rôle essentiel et c'est sur elles que doit se diriger l'attention aussi bien que la thérapeutique. Nous considérerons successivement les altérations du sperme et les troubles de l'éjaculation.

ALTÉRATIONS DU SPERME. — Il doit être modifié dans son aspect macroscopique. Les premières éjaculations effectuées après la guérison d'une épididymite sont fréquemment d'une couleur particulière de rouille. C'est une véritable hémospermie, où la quantité de sang est, en général, fort petite. Du reste, le sperme reprend bientôt son apparence normale. Cette hémospermie n'est accompagnée d'aucun phénomène spécial, elle n'a pas de gravité et indique probablement qu'à un moment donné la muqueuse des vésicules, isolément congestionnée, a laissé transsuder quelques globules rouges.

L'absence des spermatozoïdes est, au contraire, très grave et très intéressante. Pendant l'épididymite, à la période aiguë, les spermatozoïdes disparaissent. Ils reparaissent constamment si la lésion est unilatérale. On pensait que l'épididymite double entraînait une stérilité définitive du mâle. Les recherches de Balzer et de Souplet et, aussi, un certain nombre d'observations, aussi certaines qu'on les peut recueillir en pareille matière, montrent qu'il n'en est pas ainsi et que les spermatozoïdes vivants peuvent se retrouver dans le liquide éjaculé par les individus ayant présenté autrefois des épididymites doubles. Cependant, il est certain que l'azoospermie totale n'est pas très rare et qu'elle reconnaît presque constamment cette origine. Dans la grande majorité des cas, elle passe inaperçue du malade ; elle ne paraît pas coïncider avec des altérations de la virilité, sinon de la fécondation.

TROUBLES DE L'ÉJACULATION. — La fréquence et l'importance des lésions de l'uréthrite chronique née autour du veru montanum et des orifices qui débouchent dans sa région suffisent largement à expliquer les troubles de l'érection et de l'éjaculation que présentent nombre de blennorrhagiens. Déjà, au siècle dernier, dans les mémoires de l'Académie de Chirurgie, La Peyronie, J.-L. Petit signalent des cas où des brides cicatricielles déviaient complètement le sperme éjaculé et l'empêchaient de parvenir au méat. Indépendamment de ces faits qui appartiennent surtout à l'histoire des rétrécis, on rencontre souvent des anaphrodisies partielles ou totales, passagères d'ailleurs.

Presque toujours, les premières éjaculations après la guérison de la blennorrhagie sont un peu douloureuses ; mais cette sensibilité disparaît vite en règle générale. D'autres fois, elle persiste davantage et se traduit par une sensation de brûlure périnéale.

Quand il y a des troubles du côté de la puissance sexuelle, ils n'arrivent généralement pas jusqu'à la frigidité : l'éjaculation est accélérée et prématurée dans les cas les plus fréquents, elle se produit avant même que l'érection soit arrivée à l'état parfait. Enfin, la capacité congressive est amoindrie. D'autres fois, au contraire, l'acte s'accomplit normalement, mais l'éjaculation n'est accompagnée d'aucune sensation. Il est rare que l'état général de ces individus, qui sont le plus souvent doués d'un système nerveux peu équilibré, ne soit pas profondément altéré par ces constatations.

Le traitement doit d'abord tendre à guérir les localisations de l'urèthre postérieur, qui sont souvent le point de départ de tous ces phénomènes. Il faut dilater ces malades et rétablir leur calibre uréthral. On prescrira des applications froides sur le périnée, quelques douches courtes, des bains. On pourra faire de l'électrisation de l'urèthre postérieur. Dans les cas très prononcés, on y joindra le traitement ordinaire de la neurasthénie : hygiène morale, intellectuelle, physique, repos absolu ; au besoin, cure de Weir-Mitchell, etc. En général, on fera bien de rassurer ces malades sur la conservation de leur virilité et l'exercice régulier et modéré du coït normal sera, le plus souvent, le meilleur moyen de ramener la fonction à son état habituel.

§ 4. — Péritonite blennorrhagique chez l'homme [1]

Les rapports étroits qui existent entre la péritonite blennorrhagique et les complications génitales de l'homme légitiment complètement le fait de les envisager en même temps et dans un même chapitre.

La péritonite blennorrhagique de l'homme s'observe

[1] Horowitz : *A. D. S.*, 1892 — V. Zeissl : *Gaz. hebd.*, 1893.

d'une manière tout à fait exceptionnelle. Toujours, elle est elle-même le résultat d'une complication, et d'une complication frappant l'appareil génital. La lésion originelle peut porter sur les vésicules, le cordon ; mais presque toujours il y a en même temps épididymite. Le testicule ectopié est, à ce point de vue, particulièrement dangereux ; c'est un fait sur lequel Hunter avait déjà insisté. Quant aux éléments du cordon incriminés, ils ont été les veines, les lymphatiques, le déférent. Il est bien probable qu'il s'agit simplement de funiculite totale, avec extension au tissu cellulaire sous-péritonéal, puis au péritoine.

Il est à remarquer que dans les autopsies (Vulpian, Guyon), on a noté des spermato-cystites suppurées ; cependant on ne mentionne pas de perforations de ces organes et du péritoine. On se rappelle que la prostatite suppurée et phlegmoneuse a entraîné la mort par l'intermédiaire d'une péritonite infectieuse.

Toujours, il s'agit en somme d'une pelvi-péritonite. Quelquefois, elle évolue comme les péritonites septiques et aboutit à l'issue fatale après s'être généralisée. Le plus souvent, ce sont des péritonites circonscrites avec épanchement limité, vomissements, etc. Les phénomènes douloureux sont toujours très violents et l'état général alarmant.

On aura à distinguer la péritonite blennorrhagique de la simple funiculite, de l'appendicite, et même de certaines formes douloureuses et névralgiques d'épididymite. Je rappelle la nécessité de surveiller spécialement les cryptorchides au point de vue du danger de cet accident.

Le *traitement* sera celui des péritonites localisées : glace, sangsues, purgatifs salins modérés et répétés, repos du malade, etc. L'emploi des purgatifs salins pourra, du reste, être associé à celui des injections de morphine. Au cas où des indications spéciales se présenteraient, où les symptômes deviendraient tout à fait menaçants, il faudrait songer à la possibilité d'un drainage péritonéal. On se souviendra qu'en pareil cas ce sont les culs-de-sac vésico-rectaux qu'il faut surtout laver, évacuer, drainer ; il nous paraît que jamais le tampon de Mickulikz ne sera mieux indiqué.

CHAPITRE IV

COMPLICATIONS PÉNIENNES
DE LA BLENNORRHAGIE

---

§ 1. — Complications balano-préputiales

Nous avons déjà longuement insisté sur les localisations de la blennorrhagie aux glandes de Tyson de
la région du frein et du pourtour du gland. Si l'on ne
tient pas compte de ces faits que nous avons englobés
dans les uréthrites externes, on doit se demander s'il
existe une balanite blennorrhagique. On sait que
par balanite et balano-posthite on désigne l'inflammation du tégument du gland et de la face interne
du prépuce. Il y a des balanites dues à la malpropreté,
des balanites séborrhéiques, caractérisées par des
efflorescences superficielles, d'un rouge fauve, circi-
nées, récidivantes ; — des balanites septiques d'inoculations, balanites érosives, d'aspect et de nature
variés, auxquelles appartiennent une variété bacillaire
bien étudiée par MM. Berdal et Bataille. Ces balanites

érosives sont souvent accompagnées d'une exsudation purulente très abondante et qui, au premier abord, est très comparable à la sécrétion d'un urèthre atteint de blennorrhagie, mais qui n'ont rien de commun avec le gonocoque. Nous ne sommes pas convaincus de l'existence de la balanite blennorrhagique. On ne peut même pas dire que la blennorrhagie s'accompagne bien souvent de balanite. Dans un certain nombre de cas, il existe un certain degré d'inflammation inter-trigineuse chez les individus malpropres ou dont le prépuce est étroit; mais ce n'est pas de la balanite ; on fait disparaître les symptômes avec un lavage ; plus rarement, on peut constater un haut degré d'inflammation et d'exsudation puriforme ; on trouve alors des gonocoques probablement d'origine uré-thrale.

M. Perrin a vu un malade présenter, au cours d'une blennorrhagie, des accidents septiques multiples, parmi lesquels une balano-posthite gangréneuse. Il est évident qu'il s'agissait là d'une septicémie secon-daire [1]. Je crois donc inutile de décrire ici la série de balanites vraies. Quant à l'irritation légère qu'on voit chez les individus négligents, on la fera disparaître par quelques lavages avec des antiseptiques faibles (sublimé à 1/10000, etc.) et des poudres inertes asso-ciées à l'acide borique. L'iodoforme qui jouit d'une

[1] *A. D. S.*, 1890.

étonnante efficacité dans un très grand nombre de balanites ulcéreuses, ne rend ici que de mauvais services.

Chez les individus dont le prépuce est trop long et trop étroit, on voit souvent survenir de la tuméfaction de cet appendice, de telle sorte qu'il s'installe un phimosis. Ce petit accident est très désagréable parce qu'il s'oppose à l'asepsie de la région. Dans le cas où le prépuce paraît assez large, on peut le respecter et se contenter de faire des lavages et des bains locaux antiseptiques froids. En pareil cas, le gonflement œdémateux, qui est la condition de ces phimosis, se dissipe bientôt et le gland se découvre facilement. Mais il n'en est pas toujours ainsi, parce que le prépuce était antérieurement insuffisant. Quelle que soit la nature des lésions qui se cachent derrière un phimosis, je pense qu'il faut toujours faire la circoncision. On aura soin seulement d'apporter une attention particulière à l'antisepsie de la région ; la réunion se fait d'ailleurs avec la plus grande facilité.

Un mot seulement à propos du manuel opératoire : les auteurs le compliquent d'une manière ridicule et déplorable. La circoncision comporte un arsenal et on publie un procédé nouveau tous les ans. On doit faire une circoncision parfaite avec un bistouri, une paire de ciseaux, une pince et une aiguille. Avec le bistouri, on trace une incision circulaire de la peau, puis de la muqueuse ; on a seulement soin d'exciser surtout le feuillet balanique. Avec l'aiguille on fait une suture continue partie du frein et revenant au frein. Il faut cinq minutes pour achever cette minuscule opération, qui doit être considérée comme de pratique journalière et banale.

Il arrive quelquefois que des blennorrhagiens nous arrivent avec un paraphimosis. En pareil cas, pour peu que la réduction n'offre pas la plus grande facilité, je conseille de faire la circoncision immédiate. Dans tous les cas, on enlève les fils du cinquième ou sixième jour, et l'on peut songer à la désinfection de la région balanique et traiter, comme il convient, l'uréthrite blennorrhagique.

§ 2. — Complications vasculaires

Elles peuvent frapper soit les veines, soit les appareils érectiles.

PHLÉBITE. — Il est extrêmement rare de la constater. On a décrit une phlébite de la veine dorsale de la verge caractérisée par les signes ordinaires : cordon rouge et douloureux suivant le trajet des vaisseaux, avec empâtement, œdème, etc. Elle coïncide avec d'autres accidents septicémiques généralement très graves.

Lésions des appareils érectiles. — Toutes ne sont pas encore bien définies, car elles ne sont pas d'observation fréquente. Nous avons fait connaitre brièvement celle que l'on rencontre le plus ordinairement ; je veux parler des infiltrations, des indurations plus ou moins étendues qui gagnent l'épaisseur du corps spongieux ; elles siègent le plus souvent un peu en avant de l'angle péno-scrotal et, en empêchant le développement de l'érection, elles constituent la blennorrhagie « cordée ». Elles peuvent aussi se retrouver beaucoup plus en avant (gland arqué de Ricord). Elles correspondent à de petites thromboses temporaires ou à des infiltrations embryonnaires excessives. Il est probable que les folliculites endo-uréthrales favorisent beaucoup leur production. Pendant l'érection, le corps spongieux devenant inextensible, la verge dessine un arc ouvert en bas et violemment tendu. Les douleurs qui accompagnent cet accident sont redoutables. Nous avons dit comment le malade rompait parfois la corde d'un choc violent asséné sur la convexité de la verge ; comment il déchirait de la sorte la muqueuse et une partie des aréoles spongieuses et provoquait ainsi la formation ultérieure d'un rétrécissement annulaire cicatriciel des plus récidivants.

Les lésions des corps caverneux sont rares et mal étudiées. Il est probable que la blennorrhagie joue souvent un rôle prédominant dans les indurations des corps caverneux signalées jadis par Lapeyronie et sur laquelle Tarnowsky, Mauriac, etc., et d'autres auteurs sont revenus dans ces derniers temps. Chez les sujets qui présentent cette altération, on trouve les corps caverneux noueux, raboteux, inextensibles pendant l'érection qui devient impossible. Lewin a cité le cas d'un individu qui, outre une cavernite chronique, présentait trois fistules dues à des lésions des glandes de Littre. Tout cela nous porte à croire que les follicules jouent encore un grand rôle dans la production de ces accidents.

On a signalé quelques cas où les corps caverneux ont été trouvés abcédés ou présentant des foyers hémorrhagiques. Mais, en pareil cas, l'ensemble des désordres, extrêmement graves d'ailleurs, dépendait d'autres causes et il ne semble pas qu'on en puisse accuser la chaudepisse.

§ 3. — Complications lymphatiques

Nous étudions ici toutes les altérations du système lymphatique pénien, qu'elles siègent sur la verge même ou qu'elles occupent les ganglions inguino-pubiens.

Bien que les données anatomiques fournies jadis par Bockart aient été profondément modifiées, que le siège intra-épithélial du gonocoque doive être considéré comme la règle et que le gonocoque ne se mette que très exceptionnellement en rapport avec les origines sous-épithéliales du réseau lymphatique, il faut admettre que ce dernier peut, en des circonstances tout à fait rares, être envahi par le microbe spécifique. Du reste, la facilité et la fréquence des infections localement surajoutées expliquent pourquoi les ganglions manifestent si souvent un certain retentissement du processus blennorrhagique.

Appareil pénien. — On peut avoir affaire soit à des lymphangites diffuses, soit à des lymphites canaliculaires.

La *lymphangite diffuse* s'observe chez les individus surmenés, lassés ou peu soigneux. Très généralement, elle n'offre pas de gravité. Elle coïncide presque toujours avec un certain degré de phimosis et ce dernier est souvent dû lui-même au gonflement œdémateux du prépuce. Ce dernier peut offrir une augmentation de volume considérable, qui d'ailleurs ne dépasse guère la moitié inférieure de l'organe et se résout facilement. On constate une rougeur carminée, d'où partent quelques courtes traînées. Presque toujours il existe des balanites plus ou moins intenses, qui contribuent probablement pour la majeure partie à la production de ces accidents.

Dans les cas graves, on voit éclater des accidents phlegmoneux qui occupent le prépuce ; ils s'accompagnent de douleurs violentes et quelquefois de phénomènes généraux bruyants qui cèdent d'ordinaire aussitôt après la désinfection des foyers. Enfin, on a vu ces phlegmons affecter des tendances au sphacèle, amener des désordres locaux considérables, et enfin sé terminer par des accidents de septico-pyohémie qui ont quelquefois abouti à une issue fatale. Ces accidents ont été notés sur des sujets surmenés ou en proie à d'autres grandes pyrexies coïncidant avec une blennorrhagie.

La *lymphangite tronculaire* est indiquée par des réseaux et par des cordons. La *lymphangite réticulaire* est figurée par des traînées rouges superficielles, éphémères, douloureuses, toujours accompagnées d'un œdème notable et coïncidant avec les lymphangites diffuses dont nous venons de parler ; on les a vues aboutir à la suppuration à différents niveaux de leur trajet.

D'ordinaire, les phénomènes aigus se dissipent rapidement et laissent sur les côtés et les deux faces de la verge des cordons moniliformes, durs, fins ou assez volumineux, un peu douloureux, qui remontent le long de la verge et atteignent toujours leur maximum de développement à l'insertion pubienne de l'organe. Ils persistent d'ailleurs à un moment où le tissu cellulaire sous-cutané est complètement revenu à l'état normal. D'autres fois, on voit un gros cordon isolé partir d'un point du prépuce, remonter et se perdre derrière le pubis ; en pareil cas, il est évident que l'origine n'est pas uréthrale, mais balano-préputiale. Chez les sujets qui se présentent avec un phimosis et de la balanite, on voit souvent un cordon de lymphite dorsale, aplati, large, dur, indolent, qui offre un développement énorme et se résout d'ailleurs facilement. Cette lymphite dorsale est réellement due à la balanite et non à la blennorrhagie. En résumé, on voit que c'est autour du gland et du prépuce qu'il faut chercher ordinairement les origines des lésions lymphatiques du pénis ; la blennorrhagie pure ne paraît guère capable de les provoquer par elle-même. Il n'en est pas de même des localisations ganglionnaires.

Adénites de la blennorrhagie. — Elles occupent un ou plusieurs ganglions inguinaux et le ganglion médian sus-pubien quand il existe. L'adénite est un accident à peu près constant et très précoce de l'uréthrite blennorrhagique. A ce moment, elle frappe seulement un ganglion petit, un peu douloureux, mobile. Il n'est pas rare de voir les malades s'apercevoir d'une adénite inguinale avant même d'avoir constaté l'écoulement uréthral ; cette adénite, qui s'est manifestée par de la douleur, disparaît assez vite et n'offre jamais de caractère alarmant. Cette extrême précocité de l'inflammation des ganglions auxquels aboutissent les lymphatiques de l'urèthre montre qu'elle se produit aussitôt que les couches superficielles de la muqueuse ont desquamé et ont ainsi permis la pénétration ultra-épithéliale des microbes déposés à la superficie de l'urèthre. Campana a décrit l'adénite qui complique l'uréthrite de la région membraneuse. On peut très bien la rencontrer chez des individus guéris du gonocoque, mais en puissance d'uréthrite épithéliale plus ou moins torpide. Au reste, il est permis de se demander si l'urèthre ne joue pas un rôle considérable dans la genèse des phlegmons ganglionnaires inguinaux dont les causes échappent aux examens soignés.

Très rarement, on voit suppurer l'adénite de la blennorrhagie. Bockart a cultivé, en pareil cas, un microbe pyogène ordinaire ; mais Wolff y a vu le gonocoque. Ce fait est important s'il se confirme, parce qu'il indique la possibilité des migrations du gonocoque dans le système lymphatique. Les accidents de suppuration paraissent d'ailleurs tout à fait exceptionnels et l'adénite de la blennorrhagie ne comporte aucune gravité.

DEUXIÈME SECTION

BLENNORRHAGIE URO-GÉNITALE DE LA FEMME

Sur aucun point de l'histoire de la blennorrhagie, la découverte et la recherche du gonocoque n'ont fourni de renseignements plus féconds et plus inattendus qu'en ce qui concerne les affections blennorrhagiques de la femme adulte. Sans doute, chacune des différentes formes qu'elles affectent avaient été vues et décrites par des observateurs antérieurs ; mais la confusion et le désaccord étaient complets. Les uns affirmaient la rareté de l'uréthrite blennorrhagique ; les autres, sa fréquence. En 1884, un des auteurs français les plus autorisés n'hésitait pas à dire que, sur 4,000 malades vues à Lourcine, il n'auait pas rencontré plus de 10 blennorrhagies utérines! On taxait couramment Bernutz d'exagération à propos de sa belle étude de la péritonite gonorrhéique. Tous ou presque tous s'accordaient pour considérer le vagin comme le siège habituel de la blennorrhagie féminine. On va juger combien les faits diffèrent de la conception ancienne, qui se doutait à peine de la gravité de cette maladie redoutable entre toutes. Du reste, dès 1884, Oppenheimer découvrait la blennorrhagie chez 2,700 femmes soignées à la clinique obstétricale de Kehrer. La proportion indiquée par Schwartz en 1886 était de 1,200 ; Sänger pensait que 1,200 des femmes soignées par les gynécologistes souffraient de la même maladie. Les statistiques de Bröse, de von Witte donnent des chiffres au moins égaux. Ainsi s'est justifié le soi-disant paradoxe de Nöggerath.

Nous n'étudierons pour le moment que la blennorrhagie des femmes adultes ; elle diffère assez profondément de celle des petites filles pour que celle-ci mérite une description à part.

Entre les accidents très variés qui constituent la blennorrhagie féminine, il existe des liens étroits et, le plus souvent, ils s'associent les uns aux autres ; cependant on peut sans difficulté les diviser en trois classes :

1° Les localisations qui s'effectuent sur les différents organes de la région vulvaire et de l'orifice vaginal ;

2° Les localisations sur l'utérus ;

3° Les localisations salpingiennes et salpingo-péritonéales.

CHAPITRE I

BLENNORRHAGIE VULVO-VAGINALE

Existe-t-il une véritable vulvite blennorrhagique ? En d'autres termes, l'épiderme même de la vulve peut-il être attaqué par le gonocoque et fournir une sécrétion purulente et virulente ? Strictement parlant, on peut répondre par la négative. Nous ne voulons pas dire que l'ensemble du tégument vulvaire reste intact en cas de blennorrhagie aiguë externe, mais bien que la vulvite est alors entièrement secondaire, que la rougeur, la desquamation, la tuméfaction, les sécrétions qu'elle présente relèvent d'agents autres que le gonocoque et que, lorsque l'on y rencontre ce dernier, il y a été versé par les orifices des organes voisins, sujets de l'infection. Sans admettre complètement la loi de Bumm, tout nous porte à croire que les épithéliums du type malpighien résistent aux atteintes du microbe de Neisser. Nous ne savons même pas exactement dans quelle mesure les vulvites des petites filles doivent être distinguées de celles des adultes.

Nous aurons donc à considérer les localisations authentiques de la blennorrhagie sur les organes dépendant de la vulve, capables de la contracter véritablement. Ce sont :

1° Les glandes de Bartholin ;

2° L'urèthre et ses annexes.

Nous consacrerons, du reste, chemin faisant, quelques lignes à ce que l'on peut encore cliniquement appeler la vulvite blennorrhagique, c'est-à-dire à l'ensemble des symptômes inflammatoires que peuvent engendrer, sur la totalité du tégument vulvaire, les localisations initialement effectuées sur les appareils que nous venons d'indiquer [1].

Blennorrhagie de la glande de Bartholin. — Les altérations que la glande de Bartholin peut présenter dans le cours de la blennorrhagie sont fréquentes et variées. Sont-elles toutes dues au gonocoque ? La bartholinite est-elle toujours blennorrhagique elle-même ? Il est certain que la glande de Bartholin peut être frappée par le gonocoque. On retrouve le gonocoque dans sa sécrétion et dans son tissu (Touton). Cependant, il est permis de se demander s'il en est

[1] Cf. les traités récents de gynécologie (TAIT, SCHRŒDER, POZZI, etc.). — WELANDER : *Bull. méd.*, 1889 ; -- les classiques ; — les travaux de SINCLAIR, de SCHWARTZ, etc. etc. — FAUVELLE : *Thèse*, Paris, 1886 (Bartholinite).

ainsi aussi souvent qu'on l'a dit, et en particulier Sänger. Gerheim a vivement insisté sur ce fait que le pus de la glande pouvait très bien ne pas présenter de gonocoque. Welander a fait les mêmes constatations et n'a jamais pu réussir à provoquer par inoculation une blennorrhagie du canal excréteur. Sur quarante bartholinites, Witte n'en reconnaît que douze comme vraiment blennorrhagiques. Je n'ai point retrouvé le gonocoque dans les trois dernières glandes abcédées que j'ai incisées. Enfin, j'ai pu aussi me convaincre que le canal excréteur peut présenter un écoulement purulent bien caractérisé, sans gonocoques. On trouve déjà dans les travaux antérieurs (la thèse de Salmon inspirée par Ricord) l'indication de la possibilité des infections secondaires de cette glande. Il faut donc admettre : qu'il peut exister des bartholinites blennorrhagiques ; des bartholinites secondaires à une blennorrhagie voisine, mais non blennorrhagiques elles-mêmes ; enfin, des bartholinites qui n'ont aucune espèce de rapport avec le gonocoque.

On sait que les glandes de Bartholin sont situées de chaque côté de l'entrée du vagin, et que leur canal excréteur vient s'ouvrir sur la vulve en avant des débris hyménéaux et un peu au-dessus de la fosse naviculaire. Sur des coupes, Carl Touton a vu que le gonocoque envahissait l'épithélium, en pénétrant entre les cellules, de la superficie à la profondeur. Il l'a retrouvé dans l'épithélium sécréteur, dans l'épithélium cylindrique et pavimenteux. Il pense que le microbe pénètre par l'orifice du canal excréteur, s'avance de proche en proche, transformant en épithélium aplati les épithéliums cylindriques auxquels il fait donc subir cette métaplasie remarquable, dont l'étude de l'uréthrite de l'homme nous a fourni de singuliers exemples. Nulle part, il ne l'a rencontré au-delà de la vitrée, dans le tissu conjonctif ambiant[1].

Les lésions peuvent occuper soit le canal excréteur, soit la totalité de l'appareil glandulaire.

Il n'est pas fréquent qu'on puisse observer le catarrhe aigu du canal excréteur seul; en pareil cas, on constate de la rougeur et de la tuméfaction autour de l'orifice qui livre passage à du pus chargé de gonocoques. Le plus souvent, ce catarrhe aigu s'accompagne d'inflammation de la glande, qui s'abcède d'ailleurs rapidement. Il est, au contraire, facile de trouver des signes de catarrhe chronique. L'orifice est alors entouré d'une petite collerette rouge vif, qu'on a comparée à une piqûre de puce (macule gonorrhéique de Sänger); en pressant la glande et le trajet du canal entre les doigts, on fait sourdre une goutte de pus blanchâtre, et c'est là cer-

---

[1] *Arch. fur Dermat. und Syph.*, 1893.

tainement un des repaires du gonocoque. Cependant, la macule gonorrhéique n'est pas spécifique, elle témoigne simplement de l'inflammation du canalicule, et l'examen microscopique du pus permet seul de fixer les idées sur la virulence du liquide exsudé.

Chez quelques malades, il semble bien que l'inflammation soit limitée au canal; la glande même reste indolente et souple. La thérapeutique est alors des plus simples : on injectera avec une aiguille fine quelques gouttes de nitrate d'argent à 1/20 et on isolera l'orifice par un pansement vulvaire exact.

En général, la glande même participe à la maladie. La bartholinite peut affecter trois formes : la bartholinite aiguë avec ou sans abcès ; la bartholinite chronique ; la bartholinite kystique.

Bartholinite aigue. — Elle s'annonce par une vive douleur et de la tuméfaction au niveau de la glande. Celle-ci augmente de volume, s'indure. La muqueuse rougit ; l'œdème apparaît ; il se manifeste surtout sur les lèvres du côté correspondant et atteint son maximum de développement sur la grande lèvre, qui peut être envahie par un véritable phlegmon comportant sa symptomatologie accoutumée. La bartholinite aiguë arrive très vite à suppuration ; elle s'ouvre spontanément d'ordinaire, au milieu de la face interne de la petite lèvre et se vide en laissant une

ouverture fistuleuse qui ne se cicatrise que difficilement. Dans quelques cas, l'abcès s'est ouvert dans le
rectum et dans la vulve et a, de la sorte, établi une
fistule recto-vulvaire (de Amicis). On le voit, le pronostic est, sinon grave, du moins désagréable.

Le *traitement* consiste à ouvrir l'abcès largement,
à le désinfecter avec les solutions ordinaires. Il faut
avoir soin de faire le pansement en tamponnant très
exactement la cavité assez large qu'on doit drainer.
Autant que possible, on s'efforcera de laisser la cicatrisation se faire à partir du fond et par bourgeonne-
ment de la surface. Dans le cas contraire, on s'exposerait à des cicatrisations fistuleuses.

Bartholinite chronique. — Quelquefois la bartholinite aiguë n'arrive pas à la suppuration ; les symptômes s'atténuent, l'inflammation se calme et la
maladie persiste sous forme d'un petit noyau dur et un
peu douloureux, dont la pression amène un peu de
pus à l'orifice de l'excréteur. Il arrive aussi que la
bartholinite affecte d'emblée cette marche ; elle est
alors très tenace. Il est important de la rechercher et de la reconnaître parce qu'elle constitue un
foyer de contage, qu'elle gêne souvent considérablement le coït à cause de la douleur, enfin parce qu'elle
expose constamment la malade à des récidives et à
des poussées phlegmoneuses aiguës.

Dans un certain nombre de cas, on voit, au contraire, les symptômes inflammatoires disparaître complètement en apparence ; cependant, la petite tumeur augmente de volume, devient saillante en avant sur la face interne de la petite lèvre ; puis la fluctuation y apparaît, et la BARTHOLINITE KYSTIQUE est constituée. On a affaire à une petite collection liquide bien enfermée dans une capsule de tissu scléreux. Le contenu est tantôt séreux, transparent, plus souvent rougeâtre, fréquemment purulent, sans que rien permette de soupçonner cette dernière transformation.

Qu'elle soit ou non terminée par cette transformation kystique, la bartholinite chronique doit être traitée par l'excision de la masse glandulaire. Cette petite opération est délicate, parce qu'il faut disséquer la muqueuse vaginale. D'autre part, les rapports de la glande avec le bulbe sont tels que cette extirpation est toujours accompagnée d'hémorrhagies désagréables et tenaces qui nécessitent une hémostase absolue, faute de laquelle on n'obtiendra jamais la réunion immédiate.

Le mieux est d'arrêter l'écoulement du sang par des sutures perdues, interstitielles. Même en prenant ces précautions, la réunion immédiate manque souvent, et cela sans qu'il y ait infection, mais à cause de la fragilité des lambeaux de muqueuse. Il sera donc prudent de ne pas promettre une guérison trop rapide.

Si la réunion par première intention ne s'effectue pas, on pansera en tamponnant avec soin avec de la gaze iodoformée.

Folliculites accessoires. — Vulvite. — On sait que le tégument de la face interne des petites lèvres présente les orifices d'un certain nombre de petites invaginations glandulaires, dont les fonctions très actives se rapprochent sensiblement de celles des glandes sébacées et qui sont en somme un groupe annexe des glandes de Bartholin. Au même titre que les glandes de Tyson du prépuce de l'homme, ces petites glandes peuvent être infectées par la blennorrhagie.

Sauf les glandes de Bartholin, on sait qu'il n'existe pas d'appareil glandulaire véritable sur la muqueuse vestibulaire; on y signale seulement de nombreuses petites invaginations épithéliales qu'on a réparties en groupes vestibulaire, juxta-vaginal, péri-uréthral. Nous aurons à revenir sur les lésions des lacunes de ce dernier groupe. Par analogie, on doit admettre que les autres sont très aptes à recevoir et à conserver la blennorrhagie, qui peut ainsi exister en dehors de l'appareil bartholinien et de l'urèthre.

On arrive ainsi à comprendre comment se constitue la vulvite blennorrhagique ; elle serait donc réellement due à l'invasion simultanée d'une série de points vulnérables disséminés dans toute sa surface. Ces ilots provoquent une inflammation qui s'étend en nappe. L'épiderme desquame ; il s'établit une exsudation séreuse et séro-purulente abondante ; en un mot, une dermite plus ou moins superficielle, à laquelle prend part souvent la muqueuse vestibulaire hyménéale ; c'est alors qu'apparaissent les phénomènes douloureux, tantôt dus au passage de l'urine, tantôt provoqués par les tentatives de coït qui occasionnent l'apparition d'un véritable vaginisme. Du reste, l'ensemble des signes de la vulvite aiguë ne s'observe guère que chez les sujets très négligents et il cède facilement à un traitement simple. Avant tout, il faut isoler les différentes parties par des tampons antiseptiques et non irritants et absorber les liquides avec des poudres inertes : sous-nitrate de bismuth, tannin, etc. Enfin, on fera faire des lavages avec des solutions antiseptiques (sublimé à 1/3000) tièdes.

Au cas où les accidents résisteraient un peu au traitement, on se trouvera bien de badigeonnages avec une solution de nitrate d'argent à 1/100 ; l'iodoforme n'agit pas favorablement.

Uréthrite [1]. — On trouve des traces d'uréthrite

[1] WELANDER : *loc. cit.* ; — A. D. S., 1889 ; — STEINSCHNEIDER ; E. BUMM : A. D. S., 1889 ; — ERAUD : *Lyon méd.*, 1889 ; — Discussion de la Société des sciences médicales de Lyon (AUBERT, ERAUD, HORAND, etc.)., *Lyon méd.*, 1889 ; — BROSE ; WITTE : *Zeitschrift für Geburt.*, 1893, etc. etc. ; — BOYER : *Thèse*, Paris, 1892.

chez presque toutes les femmes. On peut avec le doigt ou la curette amener au méat une petite goutte blanchâtre constituée par des leucocytes et surtout par une énorme quantité de cellules épithéliales en desquamation entre lesquelles et dans lesquelles fourmillent une foule de microbes. Il n'y a point là de gonocoque et rien de blennorrhagique et cette uréthrite épithéliale ne comporte aucune signification.

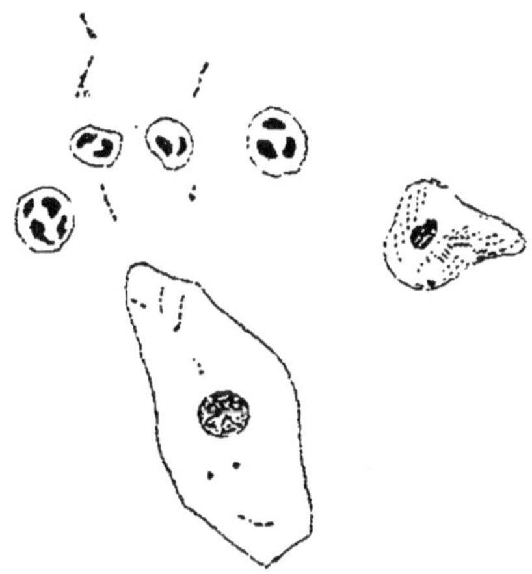

Fig. 8. — Uréthrite bactérienne (femme).

On a beaucoup discuté à propos de l'uréthrite blennorrhagique de la femme. Il faut d'ailleurs reconnaitre que la majorité des auteurs admettaient avec Bell, puis avec Ricard, qu'elle était réellement fréquente. On ne peut accorder aucune valeur aux statistiques anciennes parce que, comme nous venons de le dire, on constate souvent un certain degré d'uréthrite épithéliale et bactérienne chez les sujets indemnes; et, d'autre part, il faut souvent aller chercher avec une curette, au fond de l'urèthre, l'exsudat à peu près larvé où l'on retrouvera des gonocoques.

Actuellement, on peut admettre que l'envahissement de l'urèthre est de règle pendant l'évolution de la blennorrhagie de la femme. Welander l'a constatée dans 89/00 des cas; Steinschneider pense qu'elle est constante au début de l'infection. Sur un peu plus de 800 femmes qu'il a examinées, Bröse en a trouvé 176 atteintes de gonorrhée, parmi lesquelles 120 présentaient de l'uréthrite chronique; or il s'agit ainsi d'une consultation de gynécologie. En somme, tout le monde est d'accord sur ce point: l'uréthrite est de règle dans la blennorrhagie de la femme. Je l'ai constatée comme les autres observateurs; cependant, je pense que la blennorrhagie peut débuter sur le col utérin, d'où part le pus qui ira inoculer l'urèthre, et même que la blennorrhagie peut rester cantonnée uniquement dans le système utéro-salpingien.

Il faut considérer comme appartenant à l'uréthrite non seulement l'infection du canal même, mais aussi des diverticules juxta-uréthraux, plus importants encore chez la femme que chez l'homme.

Uréthrite vraie. — Elle peut être aiguë ou chronique.

Sauf dans les services affectés aux prostituées en surveillance, l'uréthrite aiguë n'est pas très fréquente. Subjectivement, elle se manifeste par de la douleur en urinant, douleur qui est d'ailleurs due en partie au contact de l'urine avec la vulve toujours enflammée. A l'examen, on constate une rougeur intense et souvent œdémateuse du vestibule. Il est gonflé, douloureux, il y a une sécrétion purulente abondante, tout à fait semblable à celle de l'uréthrite masculine et, comme elle, différente suivant les périodes. Histologiquement, ce pus n'offre rien de particulier, il est constitué par des leucocytes plus ou moins remplis de gonocoques. L'infiltration de la paroi uréthrale est souvent profonde ; le doigt introduit dans le vagin le perçoit sous la forme d'un cordon tendu et douloureux d'un bout à l'autre de son trajet. Quelquefois l'uréthrite aiguë se complique de petits abcès péri-uréthraux, qui sont vraisemblablement secondaires à l'envahissement des diverticules profonds que l'on rencontre assez souvent à la surface de la muqueuse.

On a peu de renseignements précis sur la fréquence de la cystite blennorrhagique chez la femme. Witte indique une proportion de 25 cystites sur 225 uréthrites ; mais ce chiffre est certainement bien inférieur à la réalité. Il n'est pas aisé d'examiner les urines des femmes ; il faudrait même les retirer avec la sonde pour avoir des notions valables. Mais presque toutes les femmes qui se présentent avec des stigmates de blennorrhagie disent qu'à un moment donné elles ont souffert de la fréquence des mictions. Du reste, la topographie de la région fait prévoir que cette invasion vésicale doit s'effectuer avec une extrême facilité, et cela d'autant plus que cet urèthre court et béant se trouve au voisinage d'organes qui renferment des quantités de microbes pathogènes à l'occasion (cystites vaginales de Guyon-Reblaub).

On a également signalé l'existence d'adénites inguinales ; mais cette petite complication relève probablement de la vulvite concomitante plutôt que de la seule uréthrite.

Au reste, quand on examine les intéressées d'office, il est bon de se rappeler qu'elles usent d'un grand nombre de stratagèmes et arrivent à dissimuler l'uréthrite soit en urinant, soit en expulsant elles-mêmes le pus du canal avec le doigt, soit enfin en modifiant rapidement l'écoulement par l'usage des balsamiques.

En effet, ces derniers (copahu, cubèbe, opiat, santal, etc.) jouissent d'une efficacité apparente remarquable ; mais ils ne produisent guère plus que chez l'homme de guérisons complètes. C'est pourquoi il est bon de ne pas s'en contenter en thérapeutique. En pareil cas, on apportera donc à la vulvite les soins déjà indiqués (injections, tampons, poudres) et on injectera dans l'urèthre des solutions de nitrate d'argent à 1/20. Les solutions agissent aussi bien que le crayon et se mettent beaucoup mieux en contact avec tous les replis de la muqueuse. Au reste, ce sont précisément les petits diverticules, les glandes de l'urèthre, qui font ici, comme chez l'homme, la gravité de l'uréthrite et expliquent la fréquence de son passage à l'état chronique et la résistance de ce dernier.

Uréthrite chronique. — On la rencontre bien plus souvent que la précédente. Au point de vue subjectif elle passe souvent complètement inaperçue de la malade même, et il faut la rechercher avec beaucoup de soin. Elle est simplement caractérisée par l'existence d'un écoulement blanc ou blanc jaunâtre; cet écoulement est peu abondant, il faut ramener la goutte du méat avec le doigt, introduit dans le vagin; quelquefois, il semble manquer et il faut aller, avec une curette mousse, chercher les produits de sécrétion dans toute l'étendue du canal. A peine note-t-on une aréole rouge ou rose au pourtour du méat. Le liquide ramené contient des cellules épithéliales, des globules de pus, toutes espèces de microbes disséminés et des gonocoques en proportion très variable. C'est du reste la constatation de ces derniers qui seule peut permettre d'affirmer le diagnostic, puisque, ainsi que nous l'avons dit, un très grand nombre de femmes présentent, en dehors de la blennorrhagie, des traces d'uréthrite bactérienne. Aussi ne peut-on regarder comme spécifiques les productions polypiformes d'un rouge vif qu'on rencontre souvent au méat des sujets un peu âgés, production dont l'origine inflammatoire est probable dans un assez bon nombre de cas.

L'uréthrite chronique présente autant de ténacité chez la femme que chez l'homme et nous en avons fait connaître la raison. Du reste, nous manquons complètement de documents relatifs à l'anatomie pathologique de la lésion. Cependant il est probable qu'il existe des altérations sous-épithéliales, périglandulaires ; l'existence de l'infiltration étendue au canal permet de concevoir pourquoi la blennorrhagie ne cesse pas de jouer un rôle prédominant dans l'étiologie de rétrécissements d'ailleurs bien rares [1].

La marche de la maladie est absolument latente ; tout au plus quelques malades offrent-elles parfois des recrudescences qui tachent leur linge. La douleur est nulle, le coït facile. Les sujets n'en sont pas moins virulents et contagieux ; de plus, il y a un foyer d'inoculation constant, non pas seulement pour le mâle, mais encore pour l'utérus et le péritoine de la malade même. Cela suffit pour montrer l'intérêt qu'il faut accorder à cette petite lésion et à son traitement.

[1] Cf. GENOUVILLE : *Ann. des maladies des organes génito-urinaires*, 1892.

Grâce à la simplicité, à la brièveté du canal, il est facile d'agir efficacement. Pas plus que pour l'uréthrite aiguë, je ne suis ici partisan de grands lavages au permanganate de potasse ; il est difficile de bien les faire. Il est bien préférable d'utiliser les solutions fortes de nitrate d'argent, qui n'offrent aucun inconvénient ; il faut seulement avoir soin d'en assurer le contact avec tous les points du canal. Si l'on constatait l'existence de diverticules appréciables, on ferait un peu de dilatation et on y ajouterait l'action directe de la solution qui sera toujours forte. On peut, du reste, utiliser le sublimé, la résorcine, l'iodoforme, etc. Le tout est d'user de solutions assez concentrées et de les injecter soi-même et comme il convient.

FOLLICULITE PÉRI-URÉTHRALE. — Il existe autour du méat plusieurs petits diverticules, dont deux principaux sont situés de chaque côté de l'orifice. Leur invasion est presque constante au cours de la chaude-pisse. Il y a longtemps que Guérin a très justement insisté sur l'importance de cette petite localisation, qui passe facilement inaperçue et est un des foyers les plus dissimulés des reliquats contagieux de la blennorrhagie. Leur envahissement, à la période de chronicité, ne se manifeste d'ordinaire que par l'existence d'un peu de pus virulent. Hamonic, qui les a étudiées avec soin, décrit des folliculites simples, des folliculites suppurées, des folliculites hypertrophiques[1]. Ce sont ces dernières qui ont été étudiées et figurées par Oberlander, en même temps que de petites productions d'origine semblable, c'est-à-dire également folliculaires, siégeant au niveau des caroncules myrtiformes chez les prostituées atteintes de blennorrhagie chronique.

Il faut donc toujours penser à l'existence des folliculites et examiner avec soin les produits de leur sécrétion. Du reste, ces diverticules peuvent offrir un développement considérable. Lormand en vit un qui débouchait dans le canal uréthral.

Il est inutile d'insister sur les dangers de contage qui résultent de l'entretien de ces imperceptibles foyers de virulence. On les désinfectera avec quelques gouttes de nitrate d'argent à 1/20. Mieux encore, et surtout s'il s'agit de folliculite avec saillie hypertrophique, une pointe de galvano-cautère fera disparaître la lésion. L'électrolyse serait moins efficace, plus lente et plus difficile.

Vaginite. — Si l'on consulte les statistiques antérieures à 1880, on voit que la vaginite occupe, et de beaucoup, le premier rang parmi les affections blennorrhagiques de la femme. La question s'est modifiée

[1] HAMONIC : *A. D. S.*, 1886 ; — OBERLANDER : *loc. cit.*

au point que Welander, en 1892, intitulait un travail
comme il suit : *Existe-t-il une vaginite blennorrhagique de la femme adulte?* Actuellement, beaucoup
d'observateurs pensent que la vaginite à gonocoques
n'existe pas ; tout le monde est d'accord sur ce fait
qu'elle est certainement rare. Nous voulons dire par
là que la muqueuse vaginale n'est jamais le siège du
gonocoque, et non pas que le vagin reste intact au
cours de la blennorrhagie. C'est E. Bumm qui a, le premier, attiré l'attention sur la résistance de l'épithélium
du vagin au gonocoque. Son idée a été pleinement
adoptée par Steinschneider et par M. Eraud. Welander,
qui admet l'existence de la vaginite blennorrhagique,
n'en aurait rencontré que deux cas. Le second, le plus
probant, est relatif à une jeune mariée infectée, lors
des premières approches, par son mari atteint de chaudepisse; en arrière d'un hymen intact et d'une vulvite
intense avec uréthrite, M. Welander put aller chercher dans la profondeur du vagin quelques gouttes
d'un pus bourré de gonocoques [1]. Or, dans ce cas
on ne pouvait admettre la provenance utérine de ce
pus virulent. Enfin, M. Aubert croit avoir rencontré
deux cas de blennorrhagie vaginale. Il est fort difficile
de découvrir le gonocoque parmi les myriades de
microorganismes, qui pullulent dans les sécrétions

---

[1] WELANDER : *Archiv. für Dermat. und Syph.*, 1892.

vaginales, surtout si elles sont exagérées. Cependant on y parvient quelquefois, mais alors, dans presque tous les cas, il existe une gonorrhée cervicale manifeste et c'est d'elle que proviennent les globules de pus qui contiennent le microbe de Neisser. Cette règle ne souffre-t-elle aucune exception? Malgré la puissante résistance que la muqueuse vaginale oppose, en général, à toutes les inoculations (on sait la rareté de ses lésions syphilitiques, chancrelleuses et tuberculeuses), je pense que, dans quelques rares circonstances, elle peut être entamée par le gonocoque. De tels accidents peuvent se produire surtout au niveau de son segment juxta-vulvaire; mais alors on peut penser que les petites lésions virulentes sur lesquelles a insisté Oberlander ne sont que l'équivalent de folliculites. Quoi qu'il en soit, on doit admettre actuellement que le vagin n'est presque jamais le *siège* de la blennorrhagie.

Il faut cependant rappeler les grands traits de la vaginite banale, parce que, incontestablement, elle se développe souvent sous l'influence de la blennorrhagie utérine et il faut la traiter si elle existe. Nous n'avons pas, du reste, à nous occuper des variétés assez nombreuses et bien spéciales qui en ont été étudiées : vaginites emphysémateuses, gangréneuses, disséquantes, etc., mais bien seulement des vaginites inflammatoires superficielles, des catarrhes du vagin.

Je me borne à rappeler que le spéculum est nécessaire à son examen. Les spéculums grillagés peuvent être utiles ; mais, dans la pratique, les spéculums de Fergusson rendent les meilleurs services parce qu'ils déplissent bien la muqueuse au fur et à mesure de leur pénétration et qu'ils facilitent le traitement. S'il existe de la douleur au niveau de l'orifice vulvo-vaginal, on aura soin de les choisir de petit calibre.

En général, les symptômes subjectifs de la vaginite catarrhale, même intense, sont peu prononcés, parce que l'inflammation ne franchit guère les limites de la muqueuse et de son chorion. Les malades accusent seulement de la lourdeur, des douleurs sourdes, quelques irradiations douloureuses du côté des reins ; comme il existe presque toujours en même temps de la cervicite et de la vulvite, tous les symptômes se confondent et il s'y joint un écoulement purulent jaune ou verdâtre abondant.

Le toucher peut fournir quelques renseignements, parce que le doigt perçoit une sensation de chaleur vive, la muqueuse ayant d'ailleurs perdu sa souplesse. Au spéculum, on constate une rougeur œdémateuse très prononcée, qui a toujours son maximum dans le segment antérieur du vagin. Toute la paroi est recouverte d'un exsudat purulent, liquide ou concrété et le cul-de-sac postérieur en contient souvent une quantité considérable. Ce pus ne présente rien de bien spécial. Martineau regardait l'acidité comme un caractère spécifique des sécrétions blennorrhagiques ; mais il n'y a pas lieu d'attacher quelque importance à cette constatation. Le pus est formé par des leucocytes, des cellules épithéliales en desquamation et une quantité extraordinaire de microorganismes de toute espèce, parmi lesquels, à côté des leptothrix et du trichomones, on trouve des bactéries pyogènes (staphylocoques, streptocoques, etc.).

Quelquefois, on voit sur la paroi vaginale plus ou moins enflammée des plaques rouges, un peu saillantes, humides, saignant facilement, granuleuses, à bords bien limités, recouvertes d'un enduit puriforme plus ou moins adhérent, dont la présence caractérise la vaginite granuleuse. Cette vaginite granuleuse n'offre pas de caractère spécifique et on l'a constatée, par exemple, dans la grossesse.

En général, la vaginite, traitée convenablement, guérit sans difficulté. Il faut d'abord empêcher l'apport des produits infectieux en désinfectant l'utérus et en fermant le col par des tampons. On pratiquera des lavages chauds ou froids avec des solutions boriquées, du nitrate d'argent à 1/500.

Une fois le vagin bien nettoyé, on le séchera et on le bourrera modérément avec des tampons d'ouate hydrophile couverts de poudre de tannin mélangé à de l'acide borique et à du sous-nitrate de bismuth. Le

spéculum de Fergusson facilitera considérablement
l'exécution de ces pansements qui seront quotidiens.
On peut employer la gaze iodoformée à la place du
coton hydrophile; mais il faut alors soigneusement
éviter les lavages avec le sublimé pour ne pas s'expo-
ser à des irritations violentes et désagréables.

Peu de jours suffisent pour faire disparaître le
catarrhe ou, tout au moins, pour le ramener à son
minimum. S'il existe des plaques granuleuses, on les
touchera très légèrement avec un crayon de nitrate
d'argent.

CHAPITRE II

BLENNORRHAGIE UTÉRINE

J'ai rappelé précédemment qu'en 1884 un clini-
cien expérimenté n'hésitait pas à affirmer que, sur
4.000 malades qu'il avait soignées à Lourcine, il n'avait
pas rencontré plus de dix blennorrhagies de l'utérus,
et il s'élevait bien à tort contre les affirmations de
M. Remy qui soutenait la fréquence de cette localisation. Cependant, dès 1869, Rollet l'Ancien[1] l'avait
décrite avec sa précision et sa netteté accoutumées.
Actuellement le fait n'est plus en discussion, et la blennorrhagie utérine est considérée par tout le monde
comme d'observation journalière. On reste dans les
limites d'une évaluation très modeste en soutenant que
les trois quarts des blennorrhagies féminines offrent de
la métrite. Pour ma part, je crois, contre Steinschneider, que la maladie débute assez souvent par l'utérus.
Il en est ainsi surtout après le mariage, c'est-à-dire
quand l'homme, auteur du contage, est atteint d'uré-

[1] *A. D. S.*, 1889.

thrite chronique inaperçue ; c'est l'éjaculation qui expulse le gonocoque et il tombe immédiatement sur le museau de tanche. Rollet a parfaitement mis ce mécanisme en évidence. Il suit de là que l'infection uréthrale doit être plus d'une fois secondaire à celle du col utérin ; nous savons que le vagin n'est point apte à devenir le point de départ de la blennorrhagie, le siège du gonocoque. L'inoculation s'accomplit d'autant plus facilement que le col est un organe délicat et exposé à bien des causes vulnérantes. Du reste, Menge insiste très judicieusement sur la redoutable propriété que possède le gonocoque d'entamer des épithéliums sains. Il est probable que, en pareil cas, la première atteinte s'effectue sur la surface endocervicale même, la muqueuse intravaginale étant beaucoup plus robuste. L'infection est naturellement appelée à se propager en hauteur en remontant le long de l'épithélium cylindrique qui revêt le corps, dont l'envahissement n'est pas beaucoup plus rare que celui de l'urèthre postérieur dans la chaudepisse du mâle. Dès lors l'infection dépasse l'arbre de vie et frappe une muqueuse que les recherches de Winter nous ont montrée aseptique à cette hauteur. Nulle part, le rôle des associations microbiennes n'est plus important. Tant que l'endomètre était intact, il se trouvait inaccessible aux agents pyogènes qui pullulent dans le vagin ; il devient leur proie aussitôt qu'il a été érodé par le gonocoque. Sans doute le rôle personnel de ce dernier est, nous le verrons, bien plus important que ne le pensaient Bumm et Sänger ; cependant, il est loin d'être le seul responsable de toutes les métrites et péri-métrites.

Ce qui précède suffit à expliquer théoriquement la gravité de la maladie et la fréquence des infections ascendantes qui ne s'arrêtent qu'après avoir parcouru la totalité de la route, c'est-à-dire dans le péritoine. La complication de structure de la muqueuse utérine et de ses évaginations glandulaires fait bien comprendre la ténacité de la maladie et la résistance qu'elle oppose au traitement. On voit bien aussi comment l'infection peut se tapir dans des culs-de-sac profonds, rester complètement latente et ne se révéler que de temps à autre, sous l'influence de la poussée menstruelle.

Enfin on prévoit le rôle que joue la blennorrhagie dans l'étiologie de bien des accidents compliqués de la puerpéralité. On tend avec raison à faire remonter à des lésions de métrite bon nombre d'avortements soi-disant spontanés, les insertions vicieuses des membranes et du placenta, etc. Le gonocoque est pour beaucoup dans la production de toutes ces lésions. Il faut se demander dans quelle mesure il contribue à l'éclosion des septicémies, rares d'ailleurs, qui semblent spontanées. Enfin, il existe plus d'un cas où la blennorrhagie de la femme reste complètement latente pendant de longues années, jusqu'au jour où l'ophtalmie purulente d'un nouveau-né traduira seul l'existence d'une virulence inaperçue, dissimulée dans les replis des muqueuses génitales.

Bien caractérisée dans ses symptômes, la blennorrhagie de l'utérus peut se limiter au col: *blennorrhagie cervicale*, ou s'étendre à tout ou partie de l'endomètre : *blennorrhagie cervico-corporale*.

Blennorrhagie cervicale. — Elle est aiguë ou chronique.

A l'état aigu, elle comporte les symptômes habituels de l'inflammation. Le col est en totalité rouge, œdémateux, saillant, considérablement augmenté de volume. Au niveau de son orifice coule une grosse goutte de pus verdâtre et visqueux. Cette apparence est caractéristique, surtout si l'on a affaire à une multipare dont le museau de tanche est indemne de toute déchirure. Les symptômes subjectifs sont peu accusés : lourdeur pelvienne, gêne de la marche, irradiations lombaires. Souvent les malades se plaignent de constipation. Enfin, on peut observer en même temps les accidents qui dépendent de l'uréthrite, de la vulvite; etc.

L'écoulement vaginal est toujours abondant; le pus

est riche en cellules épithéliales, en globules de pus, en gonocoques.

On a plus souvent l'occasion de rencontrer la *cervicit: blennorrhagique subaiguë ou chronique*, qu'elle succède à la précédente, ou que d'emblée elle affecte des allures discrètes. Chez les multipares on ne constate guère que l'augmentation de volume et une rougeur modérée du col, d'où s'échappe un liquide puriforme ou purulent chez les femmes qui présentent un degré quelconque de déchirure du col; on constate, en outre, l'existence de l'érosion classique de la métrite cervicale ordinaire; on sait en quoi elle consiste: une des lèvres ou les deux lèvres du col, au lieu d'être lisses et roses, présentent une surface rouge, granuleuse, presque papillomateuse, saignant facilement, à bords assez nets du côté de la muqueuse vaginale, se continuant, d'autre part, avec la muqueuse vésicale.

Ruge et Veit ont montré que la lésion était constituée par l'étalement de l'épithélium cylindrique endocervical sur l'épiderme du museau de tanche; nous n'avons pas à entrer ici dans les discussions nombreuses qui se sont élevées à propos de l'interprétation de cette lésion et pour savoir si elle provenait de l'éversion de la muqueuse, d'empiètement de l'épithélium cylindrique, d'érosion de l'épithélium pavimenteux. Mais il faut savoir que l'érosion n'est

nullement caractéristique de la blennorrhagie et que
celle-ci est probablement incapable de la déterminer
à elle seule. Tout au plus peut-elle provoquer l'apparition de petites zones de desquamation et d'irritation
limitée au pourtour immédiat de l'orifice cervical.

Les symptômes n'ont rien de particulier, ce sont
ceux de la métrite cervicale chronique : quelques
troubles subjectifs douloureux, ainsi que des pertes
blanches plus ou moins abondantes. Il en est ainsi du
moins aussi longtemps que n'entrent pas en scène les
accidents provoqués par l'invasion du corps et des
trompes. Le seul signe précis de blennorrhagie est la
constatation du gonocoque dans l'écoulement de
l'utérus ; ce dernier est puriforme ou purulent ; quand
il affecte seulement l'apparence des glaires transparentes bien connues, on a beaucoup de chance de ne
pas trouver le gonocoque. Mais il faut savoir que cet
écoulement présente des variations nombreuses sur le
même sujet. M. Raymond a montré que le gonocoque
réapparaissait dans les premiers jours qui suivent l'é-
coulement menstruel ; ainsi le rôle favorisant de la
congestion utérine est bien mis en évidence. Enfin,
Steinbüchel a retrouvé le gonocoque dans les lochies
d'accouchées où la recherche avait été négative avant
la parturition [1]. En soi, la cervicite blennorrhagique

[1] Souplet : *Gaz. hebd.*, 1893.

n'offre pas une grande gravité, mais elle est la première étape des endométrites et des salpingo-péritonites. Même en admettant qu'elle n'occasionne pas dans l'avenir ces grandes complications, elle est grave encore parce qu'elle est une source de contage, soit pour l'urèthre de l'homme, soit pour les yeux du nouveau-né. On voit donc de suite quelle nécessité il y a d'agir rapidement et énergiquement.

En même temps qu'on guérira les lésions vulvaires qui peuvent exister, qu'on désinfectera le vagin, on traitera directement la muqueuse cervicale. Si cette dernière seule est malade, on a des chances de réussite. Comme l'orifice externe est dilaté ou lâche, on lavera la cavité avec précaution, avec des solutions antiseptiques fortes. Puis on touchera la muqueuse avec des porte-coton imbibés de chlorure de zinc en solution à 1/8. On pourra aussi instiller avec la seringue de Braun quelques gouttes de teinture d'iode.

L'acide chromique même dilué est parfois dangereux en instillation. Avec les porte-coton de Playfair on peut l'utiliser sans risques. Pour ma part, je préfère l'usage du crayon de nitrate d'argent dont on peut au besoin laisser un petit fragment dans le col. Enfin on retire aussi de bons résultats de crayons d'iodoforme courts, abandonnés dans le col. A ces différents procédés on joindra un tamponnement modéré du col avec de la gaze iodoformée imbibée de glycérine. On conseillera le repos aux malades et on prescrira de temps à autre quelques purgatifs salins pour éviter la constipation et la congestion.

Blennorrhagie cervico-corporale. — Dans les cas types, l'endométrite du corps se superpose simplement à l'endométrite cervicale ; mais il arrive souvent que cette dernière passe au second plan et les troubles occasionnés par la lésion du corps usurpent toute l'attention jusqu'au jour où l'invasion des trompes provoque les accidents qui relèvent des salpingo-péritonites blennorrhagiques ou parablennorrhagiques.

Les troubles déterminés par l'endométrite corporale sont assez significatifs, ils se caractérisent par une sécrétion purulente et surtout par des accidents hémorrhagiques. Il n'est pas aisé de savoir quelle part revient à la muqueuse du corps dans la production du pus ; il paraît probable que le col y contribue pour une large part ; rien n'est à noter de ce côté. Au contraire, les accidents hémorrhagiques sont importants et relativement caractérisés. Ils se manifestent d'abord par le prolongement de la période menstruelle ; les règles sont peu douloureuses ; mais elles durent plusieurs jours avec abondance ; elles arrivent à persister ainsi pendant dix à quinze jours par mois ; les périodes de repos sont donc singulièrement abrégées. Les derniers jours, le liquide est louche ; puis, après la disparition du sang, les pertes purulentes persistent pendant peu de jours. Il est aisé de comprendre comment l'érosion septique de la muqueuse agit sur le réseau capillaire superficiel, soit en le lésant directement, soit en provoquant et en maintenant une dilatation vasculaire exagérée portée à son maximum par la congestion cataméniale.

A l'examen de l'utérus, on trouve à l'hystéromètre la cavité augmentée de longueur, portée à $0^m,075$, $0^m,08$, $0^m,085$. La matrice est elle-même manifestement augmentée de volume ; il existe un certain degré de métrite totale. Tant que les trompes sont intactes, les malades n'accusent généralement pas de douleurs ; elles éprouvent de la lourdeur, des douleurs de reins ; les hémorrhagies les anémient souvent d'une manière notable.

Au point de vue anatomo-pathologique, nous n'avons pas de documents relatifs à l'endométrite blennorrhagique pure et rien ne nous autorise à la différencier des autres lésions inflammatoires de la muqueuse : fragilité de l'épithélium superficiel ; infiltration embryonnaire très intense du chorion, etc. Les microorganismes pullulent au fond des cryptes glandulaires. Dans les cas très prononcés, la muqueuse devient bourgeonnante, fongueuse ; cependant il semble que les fongosités hémorrhagiques bien développées appartiennent plutôt à l'endométrite *post abortum*. Lorsque les trompes sont atteintes, les lésions ont leur maximum au niveau de leur ostium, c'est-à-dire au fond des cornes utérines. En effet, si les trompes sont infectées par la cavité corporale, elles y entretiennent à leur tour le processus pathologique en ne cessant pas d'y verser leurs propres produits virulents. Cette dernière circonstance explique bien pourquoi le traitement de l'endométrite corporale est presque toujours impuissant quand les trompes sont malades.

Le *traitement* de l'endométrite corporale blennorrhagique n'a rien de bien spécial. Il ne semble pas que les irrigations de permanganate de potasse aient rendu ici leurs services accoutumés (Tixeron). Les glandes sont, en effet, trop profondes et trop complexes pour qu'on puisse espérer arriver au contact de tous les points malades.

La base de la thérapeutique est l'antisepsie. Si le col est large et souple, et l'orifice interne dilatable, on fera des lavages avec des solutions de sublimé à 1/3000 en utilisant les sondes à double courant et en employant de faibles pressions pour éviter tout accident de pénétration péritonéale. On a recommandé l'instillation de quelques gouttes de teinture d'iode avec la seringue de Braun. Les porte-coton chargés d'acide chromique et de solution forte de chlorure de zinc peuvent être utiles. On a abandonné les crayons de chlorure de zinc à cause des cicatrices qu'ils pouvaient laisser subsister au niveau de l'isthme et ces sténoses sont regrettables, car le moyen est excellent. Enfin, on laissera le crayon de nitrate d'argent.

Toutes les fois qu'on le pourra et, en particulier, quand l'imperméabilité de l'isthme l'exigera, on aura soin de faire précéder tout traitement par la dilatation. Pour ma part, je dois avouer que je reste fidèle aux dilatateurs de Hégar, qui, agissant plus vite, me paraissent diminuer les chances d'infection. Je laisse aux gynécologistes le soin de discuter sur les mérites respectifs des tentes, des tiges, des tampons intra-utérins, etc. Une fois l'utérus bien dilaté, on le lavera abondamment et on en profitera pour faire un curettage soigné. On touchera la muqueuse avec une des solutions indiquées et on pourra y abandonner un mince crayon d'iodoforme.

Quelle conduite faut-il tenir quand les trompes sont manifestement envahies, quand il existe une périmétrite certaine? C'est là encore une question débattue. Pour ma part, je crois que le praticien agira sagement en s'abstenant toutes les fois qu'il constatera des accidents positivement inflammatoires dans les annexes. C'est le meilleur moyen d'éviter des accidents désagréables et des curettages inutiles. Au reste, dans un service hospitalier où l'on peut traiter et surveiller les malades comme il convient, on peut faire des tentatives de désinfection utérine énergique. Il suffira d'y apporter une asepsie absolue, et de ne pas en attendre de trop beaux résultats.

CHAPITRE III

BLENNORRHAGIE SALPINGO-PÉRITONÉALE [1]

Ce chapitre est presque entièrement dû aux
recherches des dernières années. Son importance est
capitale à tous les points de vue ; on peut enfin saisir
l'origine et la nature d'une foule d'accidents aussi
graves que fréquents chez la femme.

Les lésions et les accidents consécutifs à l'infection
des trompes et du péritoine par le gonocoque et les
pathogènes associés avaient donné lieu à de longues
discussions sur lesquelles nous ne pouvons insister ici ;
nous ne pouvons que rappeler les grands débats de
la pelvipéritonite et du phlegmon péri-utérin. On ne
peut cependant pas se dispenser de citer les beaux
travaux de Bernutz et Goupil. Aussi bien que dans

[1] Lawson Tait ; — Schrœder : *Traité de gynécologie* ; — Wer-
theim : *A. D. S.*, 1892-93 ; — Menge : Uber die gonor. Erkrank.
der Tuben, *Zeitsch. für Geburt.*, 1891 ; — les auteurs déjà cités ; —
Terrillon et Cornil : *Arch. de Physiol.* ; — Thibault : *Thèse*,
Paris, 1890 ; — Charrier : *Thèse*, Paris, 1892 ; Bibliographie des
Archiv für Dermat. und Syph., 1893 ; etc. etc.

l'histoire de l'hématocèle et des grossesses tubaires, leurs observations restent ici d'une importance fondamentale ; les notions récemment acquises n'ont fait que confirmer, en la rectifiant un peu, leur « orchite féminine » et nous ont permis d'interpréter plus exactement les « métrites balistiques ».

En 1882, Nöggerath annonça et proclama cette affirmation retentissante que la totalité des métrites et des affections inflammatoires des annexes que l'on rencontre chez les jeunes femmes représentent purement et simplement des manifestations d'ordre blennorrhagique, et que l'infection de la femme était due au contage par une infection absolument latente de l'homme ; il admettait même que la blennorrhagie masculine était probablement incurable. Au début, on considéra volontiers comme un paradoxe américain cette manière de voir qui faisait de la chaudepisse une des plus redoutables maladies de l'espèce. Cependant, dès 1885, en Allemagne, Oppenheimer, Sänger, etc., en 1886, Schwartz publiaient des travaux qui tendaient à confirmer plus ou moins complètement les idées que Nöggerath avait émises, que Sinclair exposait déjà et que Lawson-Tait partageait à peu près complètement. Actuellement, cette notion de la nature blennorrhagique d'un très grand nombre de salpingo-ovarites est classique. M. Bantock est une exception quand, en 1891, il persiste à dire qu'à son avis la blennorrhagie ne joue qu'un rôle restreint dans la pathogénie des inflammations pelviennes de la femme.

Sänger, dès le début, avait attribué à des infections surajoutées l'origine de la majeure partie de ces lésions annexielles ; Bumm était également partisan de cette conception, car, à ce moment, il n'admettait pas que le gonocoque pût lui-même léser directement le péritoine. Westermarck, le premier, signala la présence du gonocoque dans le pus d'un pyosalpinx ; puis vinrent les observations de Ceppi, de Orthmann, de Schmitz, de Steemann, plus heureux que Cornil et Terrillon. En 1890, Wertheim en publia cinq cas ; Zweifel, sept. Enfin, sur vingt-six pyosalpinx enlevés à la clinique de Martin, Menge le trouve quatre fois.

A ma connaissance, Wertheim seul a vu quelques gonocoques sur des coupes, dans l'épaisseur de l'épithélium tubaire. Enfin, en 1893, les communications de Schauta [1], de Wertheim, de Menge, achèvent de généraliser et de vulgariser les faits. Sur trois cent trente-quatre cas de salpingotomies pratiquées par Schauta, cent trente et un furent examinés bactériologiquement, parmi lesquels dix-sept présentèrent à Wertheim des gonocoques. Dans les cas douteux, la diagnose avait été déterminée par les inoculations aux animaux, indépendamment de l'examen des cul-

---

[1] Société allemande de gynécologie : *Semaine méd.* (Compte rendu).

tures et de l'emploi de la méthode de Gram. Menge insista vigoureusement sur l'importance extrême du rôle étiologique du gonocoque.

Il restait à savoir si le gonocoque peut se développer sur le péritoine et le léser. Nous avons dit que Bumm et Sänger pensaient qu'il n'en était rien et que, toutes les fois qu'il existait des lésions et des symptômes de péritonite, ces derniers s'étaient développés consécutivement à l'action des microbes surajoutés, pyogènes ou non. Les découvertes de Wertheim ont démontré rigoureusement que ces observateurs s'étaient trompés et que le gonocoque était réellement pathogène par lui-même pour le péritoine; en effet, Wertheim réussit à provoquer expérimentalement la péritonite en injectant des cultures de gonocoque dans la cavité péritonéale du cobaye, et les coupes lui montrèrent l'existence du microbe dans l'épaisseur même de la paroi enflammée.

Cependant, on peut admettre que, en pratique, la péritonite gonorrhéique pure est relativement rare. Le microbe de Neisser est surtout un prédécesseur du streptocoque. A ce point de vue, il interviendrait donc dans la production de salpingites à streptocoques qui suivent l'avortement et l'accouchement ou même semblent apparaître spontanément.

Il faut noter que les infections gonococciques pures semblent d'un pronostic favorable comparativement aux autres. Le fait de constater des gonocoques dans un pyosalpinx serait d'un bon pronostic opératoire, au dire des observateurs de Prague, tandis que la constatation du streptocoque ne peut que donner des inquiétudes. Au reste, on sait très bien, depuis longtemps, que nombre de pelvi-péritonites se présentent avec une gravité relativement minime ; vraisemblablement, ces différences de gravité sont en rapport avec la nature de l'infection.

Dans l'étude clinique des acciden's qui nous occupent, nous distinguerons d'abord des *salpingites*, puis des *salpingo-péritonites*. Cette division est évidemment artificielle, mais elle est utile et suffisamment intelligible ; elle classe les faits d'après l'intensité et le développement de la réaction péritonéale qui accompagne à peu près constamment, mais à un degré infiniment variable, toutes les lésions septiques des annexes de l'utérus.

SALPINGITES. — Il n'y a pas lieu de décrire ici les altérations qui correspondent aux variétés multiples de salpingites. Je renvoie le lecteur aux Traités de gynécologie ; il y pourra étudier à loisir les salpingites catarrhales, interstitielles, végétantes, etc. Il est très probable que la salpingite blennorrhagique peut revêtir toutes les formes anatomiques, puisqu'en somme elle est bien souvent la résultante d'infections complexes ; peut-être faut-il en exclure la salpingite hémorragique.

On peut diviser grossièrement les inflammations blennorrhagiques des trompes en deux grandes variétés anatomiques. La première comprend les salpingites avec exsudat collecté volumineux, de nature purulente ou séreuse. La seule observation clinique montre que l'exsudat peut être séreux, car on le voit subir des variations de volume et même parfois disparaître avec une rapidité qui prouve qu'il ne s'agit pas de pus. D'autre part, les pyosalpinx blennorrhagiques sont certainement fréquents : on a vu que, sur cent trente-quatre cas de Schauta, on en trouve dix-sept caractérisés par la présence du gonocoque. En général, les pyosalpinx blennorrhagiques ne sont pas très volumineux : ils n'atteignent jamais les dimensions de grandes poches et leur paroi est épaisse ; il est difficile de leur assigner un caractère microscopique bien déterminé.

Nous sommes obligés de faire un aveu semblable en ce qui concerne la deuxième classe de salpingites blennorrhagiques : salpingites sans collections appréciables. C'est à elle que nous rapportons les lésions des parois épaissies (salpingite interstitielle vraie), dures et aussi bon nombre des cas où l'on retrouve l'ensemble des signes qui traduisent la périmétrite traditionnelle.

Au microscope, on confirme la description de Cor-

nil et Terrillon. L'épithélium a disparu par places ;
dans les points où il persiste, on ne retrouve plus les
cils ; cette altération ne surprendra pas si l'on se souvient de quelle manière profonde le gonocoque modifie les épithéliums où il peut végéter. Parfois, les plis
arborescents de la surface interne des trompes s'exa-
gèrent, s'imbriquent et arrivent à oblitérer la lumière
du canal. Au-dessous de l'épithélium, on voit une
couche de cellules embryonnaires très serrée, bien
limitée, étroite, et ce caractère était bien frappant sur
des pièces que l'obligeance de M. Jeannel me permit
d'examiner récemment. Enfin, les quatre cinquièmes
de la totalité de la paroi, dont l'épaisseur est toujours considérablement augmentée, montrent une
hyperplasie très accentuée des éléments musculaires.

Ces lésions se retrouvent sur toute la longueur de
la trompe, mais elles se présentent avec des intensités
variables suivant le niveau : elles atteignent leur
maximum au voisinage de l'ostium utérin, et aussi du
pavillon. Le processus arrive à oblitérer virtuellement,
sinon anatomiquement, le trajet intratubaire et l'on
n'a plus à s'étonner de la stérilité habituelle de ces
malades ; on pourrait peut-être s'attendre à ce que la
guérison de la salpingite fît reparaître la fécondité ;
mais souvent ces oblitérations sont irrémédiables et
la perméabilité ne peut plus se rétablir. En outre, il
faut tenir compte des déformations qui se produisent

sous l'influence des exsudats de péritonite chronique qui immobilisent les organes, recroquevillent le pavillon et ensevelissent l'ovaire sous des masses adhérentielles, où se retrouvent çà et là quelques petites collections enkystées. Du reste, l'ovaire même est atteint très profondément par l'inflammation. Wertheim a retrouvé le gonocoque dans le pus de petits abcès de l'ovaire ; ce dernier présente tous les désordres de l'oophorite : sclérose, kystes, ratatinements, etc. etc., et cela, à un très haut point de développement.

Au début, les trompes malades se trouvaient, ainsi que l'utérus, en position normale. Quelquefois, dans les cas où il y a surtout salpingite sans exsudats, elles restent collées en avant. Plus souvent, leur poids, l'action rétractile des adhérences les font tomber dans le cul-de-sac postérieur, en arrière ou sur les côtés de l'utérus entraîné lui-même en arrière en rétroversion. Ainsi, le processus anatomique, qui a eu son point de départ dans la salpingite blennorrhagique épithéliale du début, aura finalement abouti à la constitution de masses ligneuses et souvent abcédées, qui remplissent le cul-de-sac de Douglas. A ce moment, il pourra parfois suffire de drainer et de guérir ces abcès : les trompes auront cessé d'être.

Nous n'avons pas à revenir sur les conditions pathogéniques de la salpingite blennorrhagique pure ou mixte.

Si l'on a l'occasion d'examiner et de suivre attentivement des femmes atteintes de blennorrhagie utérine récente et chez lesquelles s'opère l'ascension
blennorrhagique, on voit ce qui suit : la malade, qui
présentait auparavant les accidents utérins que nous
connaissons, accidents du reste plus souvent inaperçus qu'appréciés, commence à se plaindre de douleurs dans une des fosses iliaques. A ce moment, le
palper bimanuel permet de sentir d'ordinaire, en
avant et latéralement, un cordon bien limité, dur,
douloureux, qui correspond manifestement à la
trompe enflammée. Puis les douleurs vont en croissant, deviennent fixes. La marche est pénible. L'état
général est peu altéré ; la température ne dépasse
pas 38°,5. La langue est un peu sale. Les choses
peuvent en rester là et garder cette apparence pendant plusieurs semaines, avec de petites améliorations
et de petites rechutes. D'ordinaire, la maladie s'ag-
grave ; il survient une fièvre plus appréciable ; le
ventre est un peu douloureux ; la malade souffre vivement et le palper bimanuel montre que le cordon
s'est transformé en une petite masse latérale, douloureuse, qui arrive à constituer sous le cul-de-sac
postéro-latéral une tumeur du volume d'une noix à
celui d'une mandarine, toujours isolée de l'utérus
même par une rigole, encore un peu mobile, douloureuse, résistante, tendue, manifestement constituée

par un exsudat liquide accumulé dans une poche qui est la trompe. Sous l'influence du repos et d'un traitement approprié, cette masse diminue, puis augmente de nouveau, et ainsi de suite, suivant les périodes menstruelles et la fatigue de la malade. Dans les cas suivants, les symptômes s'atténuent, disparaissent ; l'état général redevient normal, et la femme parait guérie, gardant seulement dans un cul-de-sac une petite tumeur, quelquefois encore fluctuante, ou simplement des exsudats diffus de périmétrite ancienne, empâtant les culs-de-sac et les trompes. Dans les cas types, j'ai vu l'ascension se faire pour ainsi dire sous mon doigt en quinze ou vingt jours, régulièrement, comme l'urèthre postérieur se prend dans l'uréthrite masculine.

Mais, le plus souvent, quand on examine la malade pour la première fois, on a affaire à des sujets dont l'infection est ancienne et même où il est devenu impossible de retrouver des traces immédiates positives de blennorrhagie. Elles présentent alors les phénomènes des inflammations pelviennes, que connaissent bien les gynécologistes : masses ou tumeurs fluctuantes ou non, entourant l'utérus ; exacerbations douloureuses et fébriles ; déviations utérines, etc. etc. Nous serions entraîné bien au-delà de notre cadre si nous voulions décrire la salpingite et la périmétrite banales. Il faut seulement se souvenir que, chez les

nullipares, la moitié au moins des sujets qui présentent des accidents de métro-salpingite sont, d'après
nous, infectées par la blennorrhagie. La proportion
est moins élevée chez les femmes qui ont accouché
ou ont avorté ; mais, même alors, il est probable que
l'action indirecte du gonocoque conserve souvent
une importance majeure.

En réalité, il n'est pas fréquent de pouvoir saisir
bien exactement les relations qui existent ou, mieux,
ont existé entre les accidents salpingitiques et le
moment de l'infection vulvaire ou vésico-utérine.
A ce point de vue donc, on peut admettre la classifi-
cation de M. Terrillon, qui répartit les malades en
femmes chez lesquelles la blennorrhagie régulièrement ascendante succède à une métrite ; — femmes
chez lesquelles on voit les accidents salpingitiques
apparaissant au cours de symptômes vulvo-vaginaux
légers ; — femmes, enfin, chez lesquelles la salpingite
semble éclater d'emblée. Il est clair qu'on ne peut
voir ici qu'une catégorisation superficielle des cas,
suivant la latence de la première période de la maladie
telle qu'elle nous apparaît et non pas telle qu'elle est en
réalité. Mais une salpingite blennorrhagique est for-
cément précédée d'une endométrite cervicale et corporale, qui a d'ailleurs pu rester inaperçue de la
malade et du médecin.

La salpingite blennorrhagique évolue comme une

maladie très tenace. Elle est, du reste, moins tapageuse et aussi moins grave que les autres variétés à staphylocoques et à streptocoques où la suppuration est bien plus fréquente et plus dangereuse. En revanche, c'est à elle que revient le plus souvent la responsabilité des formes lentes, subaiguës, qui désespèrent les malades par leurs recrudescences et la résistance qu'elles opposent à toutes les tentatives de traitement conservateur, sans paraître autoriser par l'étendue des lésions apparentes l'intervention radicale.

Salpingo-péritonite. — Nous savons déjà que les processus septiques de la trompe réagissent à peu près constamment sur le péritoine. Mais que, par un mécanisme quelconque, le pus entre en contact avec le péritoine même, plus ou moins cloisonné par des adhérences antérieures, et nous verrons apparaître la péritonite gonococcique, la pelvipéritonite.

Le premier symptôme est la douleur, douleur souvent brusque, aiguë, n'ayant d'ailleurs pas l'intensité des accidents provoqués par la rupture de la trompe gravide, de l'hématocèle. Cette douleur se localise à une fosse iliaque ; elle est presque aussitôt accompagnée des signes ordinaires de la péritonite localisée : ballonnement, vomissement, etc. Rarement, ils s'accompagnent des accidents ordinaires aux grandes péritonites septiques. L'algidité périphérique manque ou est peu prononcée. La face ne présente pas l'apparence classique. Les vomissements sont moins fréquents, moins incoercibles, moins verts. Le ballonnement, d'abord limité au bas-ventre, s'étend souvent à presque tout l'abdomen, mais il n'est jamais excessif ; on peut explorer le ventre, sauf au niveau du foyer initial. La motilité diaphragmatique est respectée et la respiration se fait facilement. Le pouls est petit et fréquent, mais c'est un pouls fébrile, et, en effet, l'hyperthermie est constante et considérable. Tout cela n'est rien autre qu'un rappel des symptômes de la pelvi-péritonite aiguë. Si l'on examine par le toucher, au début ce dernier ne donne pas beaucoup de renseignements parce qu'il est difficile et que, d'autre part, on ne perçoit pas bien les épanchements qui ne sont pas encore cloisonnés et enkystés ; mais, après quelques heures, on sent déjà que des collections molles et saillantes remplissent et distendent les culs-de-sac. Puis la fièvre tombe, la douleur se calme, le ballonnement disparaît, les signes généraux s'améliorent. Au contraire, le toucher révèle des désordres de plus en plus marqués, de plus en plus appréciables ; les adhérences se sont organisées et durcies autour des épanchements. Si les collections sont séreuses, elles peuvent aboutir à une résolution presque complète ; si elles sont puru-

lentes, la douleur persiste, ainsi que les tumeurs péri-
utérines, accompagnées de poussées fébriles irrégulières, jusqu'au jour où les foyers se vident ou sont
évacués. Rarement, les accidents vont en croissant
rapidement et se terminent par la mort, comme dans
l'observation de Thiroloix où il s'agit d'une jeune
femme de dix-neuf ans, à l'autopsie de laquelle on
trouva un pyosalpinx double latent jusqu'au début
de la péritonite suraiguë qui l'emporta.

Il y a évidemment le plus grand intérêt à poser un
diagnostic aussi précis que possible en pareille circonstance. C'est de la rupture précoce d'une trompe
gravide qu'on aura surtout à distinguer la pelvi-péritonite blennorrhagique. Mais celle-là est toujours
précédée de troubles menstruels ; elle débute avec
soudaineté et une intensité immédiate de phénomènes
caractéristiques. Enfin, l'énorme masse rétro-utérine
de l'hématocèle est caractéristique dans bien des cas.
Au reste, il est probable que la salpingite blennorrhagique a joué souvent un rôle efficace dans
l'étiologie de la gravidité tubaire, grâce aux obs-
tacles qu'elle apporte aux migrations de l'œuf.

Est-il possible de différencier la pelvi-péritonite
blennorrhagique des autres inflammations péritonéo-
pelviennes ? Souvent, il y faut renoncer. Cependant,
on le pourra quand on aura constaté chez le sujet en
observation des signes nets de blennorrhagie en un

autre point de l'appareil génital, l'utérus ou autre. Il faut se souvenir d'ailleurs que, cliniquement (Penrose) aussi bien qu'expérimentalement (Wertheim), il existe une péritonite suppurée à gonocoque et que ce dernier peut ainsi engendrer autre chose que la péritonite séreuse ou plastique.

Quel avenir peuvent espérer les malades frappées de la sorte ? A coup sûr, le pronostic est grave. Sans doute, la mort n'est que rarement le résultat des salpingo-péritonites gonorrhéiques ; mais ces dernières créent et entretiennent des désordres dont la persistance peut être indéfinie et elles arrivent à altérer complètement l'existence de femmes sans cesse condamnées au repos, ou exposées à de brusques rechutes. On voit de suite quels inconvénients s'ensuivent pour tous les sujets et, en particulier, pour celles appartenant aux classes travailleuses. Quelquefois on voit se produire des catastrophes, longues années après le début.

Au point de vue de l'espèce, le pronostic est encore plus sombre. Il est certain que la blennorrhagie est chez la femme la cause la plus ordinaire de la stérilité, et d'une stérilité souvent irrémédiable, grâce aux désordres des trompes. Il est probable que les lésions de l'ovaire n'arrivent guère à supprimer complètement les fonctions ovulaires. Mais les migrations de l'ovule et du spermatozoïde ne s'opèrent plus ou ne s'opèrent qu'incomplètement. Alors même que les atrésies des trompes ne sont pas complètes, les métaplasies épithéliales qui ont fait disparaître les cils, les adhérences, les coudures suffisent à rendre impossibles les contacts et à gêner la progression des agents de la fécondation.

Traitement. — Il faut avouer que les résultats de la thérapeutique ne nous permettent pas d'améliorer le pronostic, surtout au point de vue du rétablissement de la fécondité.

Si les trompes sont infectées par le gonocoque, il faut les soigner par les moyens classiques : repos au lit ; révulsion légère et répétée sur l'abdomen, soit par les topiques, soit, mieux encore, par les pointes de feu superficielles ; injections chaudes, désinfection de l'utérus, etc. On obtiendra ainsi des rémissions, des améliorations, quelquefois des guérisons. Mais, dans bien des cas, les résultats seront seulement momentanés. incomplets ; les exsudats persistent, ainsi que les douleurs ; chaque période menstruelle apporte une recrudescence ou une aggravation et les collections péri-utérines s'installent, intra ou extratubaires. C'est alors aux gynécologistes que revient le soin de préciser les indications et le choix d'interventions devenues nécessaires, surtout chez les femmes obligées de travailler. Nous n'avons pas à prendre parti parmi les longues discussions qui se sont élevées entre les partisans de l'hystérectomie et ceux qui restent fidèles à la laparotomie. Il est hors de doute que les opérations partielles et palliatives regagnent du terrain et la méthode de Laroyenne rendra de grands services. Je me borne à rappeler ces notions sur lesquelles insistait récemment M. Schauta, que les pyo-salpinx contenant le gonocoque comportent un pronostic opératoire beaucoup moins grave que les autres au point de vue de la péritonite opératoire et de ses dangers. On ne saurait trop approuver l'importance qu'il donne à l'examen bactériologique immédiat du pus. Le temps apprendra si l'on peut y trouver des indications assez précises pour supprimer ou modifier le drainage suivant les résultats fournis immédiatement par le microscope.

TROISIÈME SECTION

BLENNORRHAGIE URO-GÉNITALE DES ENFANTS [1]

Si nous étudions à part la blennorrhagie des petites filles et des petits garçons, ce n'est pas qu'elle offre chez eux des allures bien différentes de celles qu'elle affecte chez les adultes ; au contraire, c'est simplement parce qu'elle est mal connue et qu'on n'apprécie pas sa fréquence et sa gravité. Pas plus, en effet, qu'il ne respecte les conjonctives oculaires des nouveau-nés, le gonocoque n'épargne les muqueuses uro-génitales des jeunes sujets. C'est même un des résultats les plus nets et les plus positifs des recherches récentes d'avoir établi une assimilation étroite entre les localisations blennorrhagiques observées bien avant le début de la période sexuelle des individus. Tout au plus peut-on remarquer qu'en un certain nombre de circonstances l'étiologie et le mécanisme de l'infection deviennent spéciaux. C'est ici qu'apparaît clairement le défaut de la conception des « mala-

[1] AUBERT : *Lyon méd.*, 1884 ; — CAHEN BRACH : *Deutsch. med. Woch.*, 1892 ; — RONA : *Archiv. für Dermat. und Syph.*, 1893 ; etc.

dies vénériennes », des maladies du coït. Sans doute,
l'enfant n'est nullement à l'abri de contaminations
consécutives à l'accomplissement d'actes génésiques
normaux ou anormaux, criminels ou non. Les enfants
même très jeunes sont parfaitement susceptibles de
contracter la chaudepisse tout à fait comme les
adultes, à cela près que leurs tentatives de coït sont
infécondes et plus ou moins maladroites. Ulmann
citait le fait d'un garçon de six ans qui prit la chaudepisse de sa bonne âgée de seize ans, elle-même
encore vierge, mais infectée par des tentatives de son
maître. Il ne serait pas difficile de multiplier les
exemples de ce genre. De ces faits se rapprochent un
certain nombre d'autres qui appartiennent plus ou
moins complètement à la critique des médecins
légistes ; ainsi les infections des nourrissons et de
très jeunes enfants par leurs nourrices ou leurs
bonnes ; ainsi encore les blennorrhagies des fillettes
infectées après des attentats à la pudeur. Il semble
cependant que de tels événements soient moins fréquents qu'autrefois, soit qu'on ait vu disparaître les
superstitions dangereuses qui portaient les blennorrhagiens à essayer de guérir leur chaudepisse par
des tentatives violentes de coït avec des vierges,
soit aussi que les experts aient appris à déjouer les
fraudes qui ont fait de la provocation artificielle des
vulvites un puissant moyen de « chantage ». On se

rappelle l'exemple classique fourni par M. Fournier, dans lequel la vulvite était secondaire à des frictions vigoureuses avec une brosse.

Mais, à côté de toutes ces observations, il en est d'autres, très nombreuses, où la sexualité n'intervient en rien, véritable *gonorrhea insontium*, comme l'appelle Aubert. On a vu qu'en recherchant avec soin les antécédents des fillettes malades on arrivait bien souvent à retrouver la blennorrhagie chez la mère, voire même simultanément sur le père. On a suivi le transport du virus par les linges, les eaux de lavages, les cuvettes, les éponges, le lit commun. Skutsche a décrit une vaste épidémie observée à Posen sur des fillettes qui toutes avaient été infectées dans un établissement de bains publics. La disposition des organes génitaux externes des petites filles, leur profondeur, leur complexité, la délicatesse de leur épiderme, le fait qu'ils se trouvent souvent, dans les classes pauvres du moins, en contact direct avec des sièges suspects suffisent à expliquer comment s'opère et se propage l'infection.

Dès 1883, Pott, sans faire intervenir la recherche du gonocoque, avait été conduit à admettre la nature blennorrhagique des vulvites des petites filles survenues indépendamment de tout acte sexuel. Vers le même temps, de Amicis y découvrit le gonocoque, et aussitôt les constatations semblables se multiplient (Widmarck, Aubert, Tischendorf, Csery, etc.). Actuellement, nous savons que cette affection est non pas toujours, mais souvent secondaire du gonocoque. Il nous est d'ailleurs impossible de concevoir comment les constatations de MM. Vibert et Bordas du gonocoque dans les produits de vulvites non vénériennes d'origine les ont conduits à contester la spécificité du gonocoque. Déjà l'on savait très bien que la vulvite blennorrhagique n'était pas toujours vénérienne. Tischendorf l'avait constatée chez des enfants immobilisés en gouttière depuis plusieurs mois. Mais ce fait et bien d'autres prouvent tout simplement que le gonocoque est un organisme très virulent, beaucoup plus répandu qu'on ne le pense, et que les organes génitaux des petites filles sont pour lui un excellent milieu de culture.

Au reste, si la vulvite des petites filles n'est pas toujours une vulvite à gonocoque, il en est de même de l'uréthrite des jeunes garçons qui peut très bien être une uréthrite bactérienne.

Blennorrhagie des petits garçons. — Jusqu'à Bokaï, on avait l'habitude d'invoquer une foule de causes pour expliquer la genèse des uréthrites dites catarrhales, qu'on observe parfois chez les petits garçons. On invoquait l'onanisme, la malpropreté et on les considérait volontiers comme des balano-posthites. Dès 1878, Bokaï n'eut pas de peine à montrer qu'il s'agissait d'une uréthrite ordinaire évoluant à la manière des chaudepisses ordinaires de l'adulte. Rona a toujours trouvé le gonocoque sur les quatorze malades qu'il a eu à examiner, et l'opinion de Bokaï est entièrement confirmée.

Il n'y a rien de particulier à signaler dans la symptomatologie de l'uréthrite blennorrhagique des jeunes garçons ; tout au plus peut-on noter un peu plus de fréquence de la balanite et un développement plus marqué des adénites ; la balanite est due à la délicatesse de l'épiderme du gland à cet âge, à l'étroitesse de l'orifice préputial et surtout à l'insuffisance ordinaire des soins de propreté. Le développement de l'adénopathie est probablement en rapport avec l'intensité de la balanite. Comme les adultes, les enfants peuvent présenter des complications d'ascension blennorrhagique, telles que la cystite ; ils ont des épididymites, ces dernières relativement moins violentes que chez l'homme fait ; enfin ils peuvent présenter les formes tenaces, prolongées, latentes. Peut-être faudra-t-il y penser dans le cas où l'on retrouverait des gonocoques dans du pus d'uréthrite consécutive à la masturbation.

Du reste, les observations ne sont pas rares. A lui seul, Rona a pu, en cinq ans, en rencontrer quatorze cas chez des enfants de quinze mois à quatorze ans. L'origine sexuelle du contage est ici la règle.

Pour ma part, je ne vois aucune raison de traiter ces uréthrites autrement que la chaudepisse des adultes ; on aura donc recours à la méthode de Janet, si possible, ou aux autres procédés, en ayant seulement soin de graduer les doses suivant l'âge des sujets et en tenant compte de la délicatesse des tissus et des appareils. Il est évident que, chez les enfants de moins de trois ou quatre ans, il faudrait s'efforcer de réussir avec des balsamiques et quelques injections. Tout cela est affaire de tact de la part du médecin.

Blennorrhagie des fillettes. — La vulvite suppurée des petites filles est très fréquente, principalement dans les classes pauvres. J'ai exposé tout à l'heure l'histoire de cette maladie. Je rappelle que toutes les vulvites des petites filles ne sont pas des vulvites à gonocoques, des vulvites blennorrhagiques. Comme tous les observateurs, j'ai pour ma part rencontré les unes et les autres. Dès 1885, Frankel avait décrit un microbe se rapprochant du gonocoque, mais en différant par sa couleur et ses conditions de culture, et qui d'ailleurs se rencontrait dans des vulvites très différentes des formes blennorrhagiques vraies.

Au point de vue étiologique, j'insiste sur la fréquence de l'origine maternelle et sur la fréquence de ces blennorrhagies « de famille » (Aubert), dont

j'ai moi-même rencontré des exemples. Il faut toujours interroger les parents dans ce sens et tacher de
les examiner. Au reste, ces vulvo-vaginites peuvent
être extraordinairement précoces et frapper même
les nouveau-nés. Epstein [1] a constaté que, chez ces
dernières, il se produisait un écoulement gélatini-
forme dû à l'expulsion des produits de desquamation
de la muqueuse du vagin. Cet écoulement est au
début aseptique et ne contient que des cellules épithéliales ; s'il s'infecte, on y voit apparaître des microbes et des globules blancs. Epstein admet que
l'enfant peut s'infecter au passage dans le vagin et à la
vulve maternels, dans le cas où il y rencontrerait des
gonocoques.

Nous avons dit que toutes les vulvites des petites
filles n'étaient pas blennorrhagiques. Cahen Brach a
trouvé le gonocoque 20 fois sur 21 ; mais cette proportion est certainement supérieure à la moyenne, si
on la compare aux statistiques fournies par les gynécologistes (Witte). Existe-t-il une différence clinique
entre les différentes espèces de vulvites ? En général,
on peut considérer comme d'origine gonococcique
les vulvites franchement suppurées. Cependant, ce
caractère est loin d'être infaillible. Mais, s'il s'agit de
blennorrhagie vraie, la maladie est beaucoup plus
tenace et profonde. Surtout, en pareil cas, on cons-

[1] A. D. S., 1893.

tate dans presque tous les cas (18/21) la participation de l'appareil uréthral à la maladie. La cystite semble par contre rare. Cet envahissement de l'urèthre est très important à connaître parce qu'il montre que la vulvite des petites filles est sensiblement comparable aux affections correspondantes de la femme adulte. Cependant, il est probable qu'à cet âge l'épiderme vulvaire même est envahi. A coup sûr, le vagin et la muqueuse vaginale sont attaqués, et cela parce que l'épithélium vaginal est très délicat et vulnérable. Du reste, si la vaginite est ici réelle, elle est beaucoup plus rare qu'on ne le croit et surtout beaucoup moins développée. On a peu de documents précis sur l'état de l'utérus ; mais il paraît intact dans la grande majorité des cas. Les formes ascendantes ne se rencontrent guère. Bien que Loven, Sänger, Welander, Huber aient signalé des péritonites blennorrhagiques chez des fillettes, il faut considérer ces faits comme tout à fait exceptionnels, et quelques-uns n'entraînent pas la conviction. Cependant, il faut se souvenir de la possibilité de pareils accidents. Peut-être faut-il y penser en présence des accidents qui se manifestent à l'époque de la puberté chez quelques jeunes filles. On verra plus loin que la blennorrhagie vulvo-vaginale des jeunes sujets les expose à toutes les complications générales et locales que peuvent présenter les adultes.

Le *traitement* est relativement facile. La vulvite cède assez vite aux lotions antiseptiques (sublimé, nitrate d'argent, etc.) et aux tampons qui isolent exactement les surfaces préalablement poudrées avec de l'acide borique associé aux poudres inertes, au tannin, etc. Le santal, à l'intérieur, possède une réelle et rapide efficacité. Il faudra surtout apporter beaucoup de soin à la prophylaxie et indiquer aux mères malades la nécessité où elles sont de ne pas faire la toilette des enfants avec les linges qui leur ont servi, de les exclure de leur lit et de leurs bains. Epstein a été jusqu'à proposer d'appliquer à la vulve la méthode de Credé.

LOCALISATIONS BLENNORRHAGIQUES COMMUNES AUX DEUX SEXES

La blennorrhagie peut s'inoculer sur la muqueuse anale et rectale, sur la muqueuse buccale, enfin sur la conjonctive oculaire.

CHAPITRE I

BLENNORRHAGIE DE LA BOUCHE ET DU NEZ

Blennorrhagie de la bouche. — Son existence était admise chez l'adulte par les anciens vénéréologistes. Le cas de Cutler est bien connu : il s'agit d'une femme qui avait contracté une stomatite intense après avoir pratiqué le coït *ab ore* sur un matelot atteint de chaudepisse. En 1889, M. Ménard [1] a décrit la stomatite

[1] A. D. S., 1889.

ulcéro-membraneuse chez des blennorrhagiens. Dans son travail, fait à une époque où l'on se préoccupait beaucoup des dermatoses gonococciques, des gonorrhéides, il considère cette lésion comme le résultat de l'infection générale vasculaire, c'est-à-dire comme une métastase. Il donnait quatre observations; dans aucune on ne pouvait songer à une inoculation directe. Je dois avouer que ces faits, pas plus que celui de M. Raynaud, ne me paraissent bien probants.

M. Rosinski [1] a démontré l'existence de la blennorrhagie buccale chez le nouveau-né. Dans un travail très soigné, il a décrit et figuré de larges ulcérations superficielles, jaunes, irrégulières, siégeant sur le dos de la langue, et de chaque côté de la ligne médiane de la voûte palatine. Dans le pus sécrété à leur surface, on trouve le gonocoque parfaitement caractérisé. Rosinski l'aurait également constaté sur des coupes, mais elles ne sont pas absolument démonstratives. Dans tous les cas, le gonocoque s'est rencontré en même temps que d'autres microbes pyogènes. Il est probable que ces érosions ont jusqu'ici passé inaperçues ou qu'elles ont été confondues avec des érosions aphteuses, diphtéritiques, etc. En pareil cas, l'infection est évidemment d'origine maternelle, car la maladie apparaît peu de jours après

---

[1] *Zeitsch. für Geburt.*, 1893.

la naissance. Chez les mères, on retrouva des gonocoques. Ces enfants ont guéri facilement.

Blennorrhagie du nez. — Il existe plusieurs observations de soi-disant blennorrhagie nasale. Le cas
d'Edwards est très connu. Neumann a rassemblé les
documents précieux relatifs à cette question. On a
incriminé le contact direct du nez entre les grandes
lèvres (Sigmund). Gottstein a même un instant considéré le coryza des nouveau-nés comme pouvant être
blennorrhagique. Cependant ni Diday, ni Bonnières
n'avaient réussi à provoquer des blennorrhagies
nasales en portant et en laissant du pus virulent sur la
muqueuse. Jamais on n'a pu découvrir le gonocoque
dans le catarrhe aigu de la muqueuse nasale, et à
l'heure actuelle rien ne nous autorise à admettre
qu'elle puisse être réellement atteinte par le gonocoque.

Je me borne à rappeler que nous ne pouvons pas
davantage confirmer l'opinion de Desruelles et de
Gibert qui ont parlé d'otites blennorrhagiques, et
celle d'Ottani qui cite un écoulement ombilical de
même nature [1].

----

[1] V. Neumann : *loc. cit.*

CHAPITRE II

BLENNORRHAGIE ANALE ET RECTALE

L'existence des localisations blennorrhagiques sur
l'anus a été admise de tout temps. Cependant, on ne
s'en est pas beaucoup occupé. On se contentait de
dire que chez la femme elle était beaucoup plus
fréquente en raison de la déclivité de la région anale
par rapport aux foyers de production du pus virulent et aussi à cause de la fréquence du coït *a pre-
postera venere*. Il est difficile de savoir actuellement
si l'on doit considérer comme blennorrhagienne l'inflammation et les écoulements purulents que l'on voit
succéder à des manœuvres de pédérastie ; cela est, du
moins, probable pour bon nombre de cas. D'ailleurs,
il existe des faits d'inoculation accidentelle (Rollet)
ou expérimentale. Mais la blennorrhagie du rectum
est de connaissance beaucoup plus récente et le gonocoque peut très bien attaquer cette muqueuse. Le travail de von Frisch est, pour le moment, le plus important [1]. Sur une phtisique qui succomba von Frisch

---

[1] *A. D. S.*, 1892.

constata l'existence d'une rectite avec écoulement de
pus chargé de gonocoques. Sur les coupes, il constata
la disparition des glandes de Liberkuhn ; le gonocoque
se retrouvait dans l'épaisseur de l'épithélium cylindrique. Enfin, le tissu conjonctif sous-muqueux présentait une infiltration embryonnaire intense.

Au Congrès de Vienne [1], Staub a déclaré que la
blennorrhagie rectale était plus fréquente qu'on ne le
croyait et Neisser n'a pas hésité à admettre qu'elle
pouvait bien jouer un rôle dans la production des
« ulcères chroniques du rectum ». De là à faire figurer
la blennorrhagie rectale dans l'étiologie des rétrécissements cicatriciels il n'y a qu'un pas. Quant à la
fréquence de cette maladie, elle est confirmée par
Tuttlec qui l'a rencontrée trois fois en peu de temps,
et avec des gonocoques dans le pus [2]. Il est, du reste,
à désirer que les notions soient reprises et précisées
sur nombre de points.

Les symptômes sont ceux d'une violente inflammation superficielle de la région. La douleur est aiguë,
cuisante, accompagnée de ténesme. Il existe un écoulement purulent abondant ; l'épithélium est rouge,
vif, érodé en plaques irrégulières saignant facilement.
Les accidents subjectifs sont d'autant plus pénibles
que le rectum est envahi.

[1] *A. D. S.*, 1892.
[2] *Archiv. für Dermat.*, 1893.

La blennorrhagie anale guérit facilement par les procédés ordinaires : nitrate d'argent, sublimé, tampons, poudre, etc. Au contraire, la blennorrhagie rectale présente une ténacité et une gravité considérables. Elle est, en effet, difficilement accessible aux remèdes. On a vivement recommandé contre elle l'emploi de l'acétate d'alumine. Le nitrate d'argent sous toutes ses formes, appliqué directement, semble devoir rendre les plus grands services, mais il nécessite un certain degré d'une dilatation bien douloureuse. Si l'on se trouvait en présence de lésions rectales avec gonocoques dans le pus, il ne faudrait pas hésiter, en cas d'insuccès par les méthodes précédentes, à faire un curettage prudent et une cautérisation légère de la surface ulcérée.

CHAPITRE III

BLENNORRHAGIE CONJONCTIVALE
D'INOCULATION

On sait depuis bien longtemps que le pus de chaudepisse mis en contact avec la conjonctive oculaire y
provoque une inflammation violente qui se manifeste
par l'apparition d'un catarrhe purulent intense. Dès
1881, Hirschberg, Krauss, Sattler, etc., ont retrouvé le
gonocoque dans le pus de l'ophtalmie blennorrhagique. Haab le mentionne aussitôt dans les sécrétions
de la conjonctivite des nouveau-nés. Les observations
de Kartulis étendent son domaine aux ophtalmies
purulentes épidémiques.

On peut donc distinguer actuellement trois formes
de blennorrhagie de la conjonctive oculaire :

1° L'ophtalmie blennorrhagique de l'adulte ;

2° L'ophtalmie des nouveau-nés ;

3° L'ophtalmie purulente épidémique.

Ophtalmie des adultes. — C'est l'ophtalmie purulente à gonocoques. Elle est toujours consécutive à
une inoculation de pus blennorrhagique ; cette inocu-

lation pouvant être accidentelle ou thérapeutique.

Accidentellement, tout geste apportant du pus virulent sur la conjonctive y détermine la maladie ; le
mécanisme peut être très varié. Le plus souvent, il y
a auto-infection, le sujet ayant touché ses yeux avec
ses doigts infectés ; on a vu et on voit encore des individus acquérir une ophtalmie en se lavant les yeux
avec leur urine à une époque où ils ont la chaudepisse.

Des petites filles atteintes de vulvite s'infectent avec
les doigts (Morax [1]). On a cité d'autres exemples singuliers : celui d'un blennorrhagien borgne qui lava
son œil artificiel dans l'eau où il avait plongé sa verge
et inocula ainsi la conjonctive de son moignon (Cul-
lerier), etc. etc. L'infection peut aussi se porter d'un
individu à l'autre : les observations de ce genre ne
sont pas rares chez les médecins, les sages-femmes, les
gardes-malades.

Lorsque Jäger eut vulgarisé le traitement du pan-
nus par l'inoculation du pus blennorrhagique, on
réalisa intentionnellement et dans un but thérapeutique un très grand nombre de ces ophtalmies. Les
expérimentateurs étudièrent alors avec soin la virulence du pus de chaudepisse et montrèrent qu'elle
persiste dans des dilutions très étendues (à 1 o/o) et
même qu'elle se constatait encore après dessèchement
du pus (?).

[1] MORAX : *Progrès médical*, 1892.

La grande ophtalmie blennorrhagique constitue heureusement une maladie relativement rare. Essentiellement, c'est une conjonctivite purulente à marche aiguë. Le gonocoque mis en contact avec la surface de l'épithélium en attaque les cellules qui desquament et descend entre les éléments qui forment les plans profonds de la membrane. En même temps il se produit une diapédèse extraordinairement violente, les leucocytes franchissant la vitrée et disloquant les cellules épithéliales (Bumm). Généralement, le microbe ne pénètre pas jusque dans le tissu conjonctif sous-muqueux ; celui-ci présente seulement une infiltration embryonnaire intense et les désordres habituels des œdèmes très considérables. On note (Sœmisch) une néoformation de larges papilles où montent des vaisseaux axiaux entourés d'infiltrats embryonnaires. Dinckler, examinant des yeux de nouveau-nés a trouvé le gonocoque dans l'épaisseur de l'iris et de la cornée ; mais, comme il s'agissait d'yeux vidés par la maladie, il est probable que ces tissus ont été envahis après la perforation. C'est encore sur des yeux de nouveau-nés que Deutschmann a vu, dans le tissu sous-épithélial, des gonocoques contenus dans des leucocytes qui étaient eux-mêmes manifestement groupés autour de vaisseaux sanguins et lymphatiques [1].

---

[1] DEUTSCHMANN : *Gräfe's Archiv*, 1890.

Dans les cas types, chez l'adulte, l'ophtalmie blennorrhagique se déclare vingt-quatre à quarante-huit
heures après l'inoculation. Dès le début, les symptômes sont intenses ; la douleur est violente ; une
sécrétion abondante s'établit, séreuse d'abord, puis
très rapidement de couleur citrine et rosée, enfin bientôt purulente. Avant d'être complètement recouverte
par l'exsudat puriforme, épais, adhérent, la conjonctive apparaît d'un rouge vif, papillaire, bourgeonnante, saignant facilement. Le gonflement est considérable et amène un chémosis énorme. Enfin l'œ-
dème des paupières et, en particulier, de la paupière
supérieure peut atteindre un degré extrordinaire.

Une fois la suppuration établie, le pus, d'abord collecté dans le grand angle de l'œil, s'étale bientôt sur
la totalité du globe oculaire et tapisse les culs-de-sac
conjonctivaux. Les paupières sont fermées et immobilisées. Le pus est bourré de gonocoques.

Si la maladie évolue vers la guérison, on voit, au
bout de peu de jours, le pus diminuer de quantité et
de densité. Il redevient séreux. La conjonctive reste
très rouge, bourgeonnante, saignante. Il faut au moins
trois ou quatre semaines avant qu'elle revienne à l'état
normal [1].

Au début, la maladie est presque toujours unilatérale ; mais, dans la majorité des cas, l'inoculation est

[1] TROUSSEAU : *Gaz. des hôpit.*, 1890.

portée d'une conjonctive sur l'autre ; ce fait a d'autant plus de gravité que souvent l'ophtalmie blennorrhagique aboutit à la perte de l'œil. La cécité est alors consécutive aux troubles que peut présenter la cornée. Presque toujours, celle-ci a présenté un aspect comme œdémateux. Puis on y voit apparaître quelques taches grises ; celles-ci peuvent disparaître, et la guérison s'opère spontanément et complètement ; d'autres fois, ces taches prennent une teinte jaunâtre, qui trahit un processus de nécrose. Les éléments anatomiques s'exfolient et la cornée est perforée. Une perforation petite est susceptible de réparation par le processus ordinaire de la cicatrisation cornéenne, c'est-à-dire grâce à l'intervention des vaisseaux conjonctivaux qui s'avancent sur la cornée, se mettent en contact avec les bords de la perte de substance et y font une cicatrice. Mais cette perforation peut être large, la tension considérable : l'œil se vide, le cristallin est expulsé, entraînant avec lui l'iris qui s'enclave, d'où, la production d'un staphylome antérieur d'une extrême gravité. Enfin le vitreum lui-même peut être expulsé et l'œil est réduit à un moignon. Tout cela peut s'accomplir dans un temps qui varie de deux à dix jours.

Toutes les ophtalmies blennorrhagiques n'affectent heureusement pas une marche aussi redoutable. Il en existe des formes atténuées et Aubert a montré qu'on y retrouvait le gonocoque. En pareil cas, la suppuration est moins abondante ; la cornée est à peine menacée ; le chémosis, l'œdème palpébral sont légers ou peuvent manquer et tout se borne à une rougeur plus ou moins intense, accompagnée d'un peu d'infiltration et d'une exsudation purulente modérée [1].

Faut-il considérer comme blennorrhagiques toutes les conjonctivites purulentes ? Si l'on considère que le catarrhe conjonctival aigu n'est point purulent au début et qu'il ne le devient que rarement d'une manière accidentelle et passagère, je pense qu'on doit tenir comme extrêmement suspects tous les cas où le syndrome observé se rapprochera sensiblement de celui que nous avons indiqué, toutes les fois qu'il y aura réellement conjonctivite purulente. En tous cas, l'examen bactériologique lèvera facilement tous les doutes et fournira de la sorte des indications précieuses.

TRAITEMENT. — Ce qui précède nous dispense d'insister sur l'importance de la thérapeutique. Les malades doivent être immobilisés chez eux ou hospitalisés d'urgence, et l'on fera bien de les faire séjourner au lit.

Le traitement le plus efficace semble être constitué par les irrigations continues associées à l'emploi du nitrate d'argent. On fixe au-dessus du lit un appareil

---

[1] PARIZOT : *Lyon méd.*, 1893 ; — AUBERT : *id.*, 1885.

quelconque permettant de faire couler sous faible pression (de 0^m,15 à 0^m,20 de hauteur) le liquide choisi, maintenu à une température peu élevée. On peut employer des solutions boriquées, soit, de préférence, des solutions très étendues de bichlorure de mercure (à 1/10000). Si l'on use du sublimé, on fera bien de ne pas employer des irrigations absolument continues, mais de les séparer par des intervalles d'une demi-heure, afin d'éviter les inconvénients qui pourraient résulter d'un contact trop prolongé de la cornée avec la substance. On a recommandé le benzoate de soude (à 1/200), etc. Dans les cas très intenses, on fera quelques émissions sanguines (sangsues sur le nez, à l'angle des paupières) et, s'il existe un chémosis trop prononcé, on y pratiquera quelques scarifications. Généralement, on admet que, dans les formes graves, on ne peut pas recourir au nitrate d'argent avant qu'il se soit produit une certaine détente dans les phénomènes inflamma-toires. A ce moment, après avoir avec soin essuyé tous les culs-de-sac conjonctivaux, on y fait tomber quelques gouttes de solution de nitrate d'argent de 1/50 à 1/25. On peut aussi employer avec ménagement le crayon mitigé à 1/3. Après chaque cautérisation, on lave avec un peu d'eau salée pour neutraliser l'excès. Il ne faut pas trop multiplier ces cautérisations ; il est inutile d'en faire plus de deux par jour et, s'il se forme une eschare conjonctivale superficielle, il est préférable d'attendre vingt-quatre heures avant de réitérer la cautérisation. Enfin, les ophtalmologistes recommandent l'instillation de quelques gouttes d'ésérine [1].

Si l'on ne veut pas recourir aux irrigations continues ou prolongées, on emploiera des compresses humides et glacées, appliquées en permanence ; mais elles ne dispenseront pas de lavages fréquents et d'absterger soigneusement l'exsudat purulent. Je rappelle que A. Terson a obtenu de bons résultats en employant le permanganate de potasse en solution à 1/500 pour des lavages abondants et répétés [2].

Quand on est amené à redouter une perforation de la cornée, il faut la fendre largement d'après le procédé de Sœmisch. Nous renvoyons aux traités d'ophtalmologie le lecteur désireux de connaître en détail les opérations pratiquées sur les paupières sectionnées dans les différents sens pour diminuer la tension. Enfin, de Wecker recommande d'administrer en même temps du calomel à l'intérieur et même y ajoute des frictions mercurielles. Quand les douleurs et l'agitation seront trop intenses, on les traitera par la morphine et les calmants ordinaires.

On comprend facilement l'importance qu'il y a à prévenir l'infection de l'œil qui n'est pas encore atteint. Le meilleur procédé consiste à isoler solide-

---

[1] C. WECKER : *Traité d'ophtalmologie* ; — FUCHS, etc.
[2] *Midi médical*, 1893.

ment ce dernier sous un bon pansement a cataracte, qui le mettra à l'abri des sécrétions de son congénère et des doigts du malade.

Ophtalmie des nouveau-nés. — On soupçonnait depuis longtemps les relations qui existent entre la blennorrhagie des mères et les ophtalmies purulentes des nouveau-nés ; on incriminait volontiers l'infection au passage et on décrivait les épidémies des maternités. Cependant l'établissement de la nature blennorrhagique de la maladie par la constatation du gonocoque (Haab, etc.) a été un événement capital parce qu'elle a conduit à des résultats précieux en amenant l'établissement de la méthode de Credé. On sait que, dans les anciennes statistiques, l'ophtalmie des nouveau-nés apparaît comme étant de beaucoup la cause la plus fréquente de la cécité : actuellement, on doit la considérer comme infiniment plus rare et comme inexcusable.

Dans la forme moyenne, c'est au bout de trois ou quatre jours que le nouveau-né commence à présenter de la rougeur conjonctivale, du gonflement des paupières et une exsudation purulente ; celle-ci ne tarde pas à devenir si abondante que, si l'on entr'ouvre les paupières tuméfiées et agglutinées, on voit littéralement jaillir le pus. Un fait distingue l'ophtalmie blennorrhagique du nouveau-né de celle de l'adulte, c'est l'absence ou le faible degré du chémosis qui est dû à ce que le tissu cellulaire sous-conjonctival est, à ce moment de la vie, très peu développé (J. Renaut). Peut-être est-ce à cela qu'il faut attribuer la rapidité, l'étendue, la profondeur des lésions cornéennes ; en pareil cas, l'œdème amène une tension de la région d'autant plus considérable qu'il est lui-même plus fortement bridé ; la nutrition de la cornée est ainsi bientôt compromise. C'est aussi pour cela que les perforations sont larges et que l'œil se vide presque complètement à moins qu'il ne se forme un staphylome antérieur qui abolit la vision.

Dans les formes très graves, l'ophtalmie du nouveau-né peut commencer à se manifester peu d'heures après sa naissance, évoluer avec une rapidité foudroyante, perforer une cornée et vider un œil en vingt-quatre heures, sans qu'aucun traitement puisse enrayer le mal. D'autre part, les formes atténuées s'observent aussi bien que sur l'adulte et, comme chez lui, elles se caractérisent par le faible degré de l'infiltration, de l'œdème palpébral et de l'exsudat purulent.

Il ne paraît pas que toutes les ophtalmies suppurées des nouveau-nés soient des ophtalmies à gonocoques. Kroner a retrouvé le microbe de Neisser dans les deux tiers des cas ; il nous semble que cette proportion est trop peu élevée. En règle générale, les ophtalmies non blennorrhagiques sont beaucoup moins graves et violentes que les autres.

Nous n'avons pas à revenir sur les constatations anatomiques de Bumm, de Dinckler, de Deutschmann, qui toutes ont été faites sur des yeux de nouveau-nés.

Le *traitement* de l'ophtalmie blennorrhagique des nouveau-nés doit être, avant tout, prophylactique. Souvent, dans la clientèle et même dans plus d'un service d'accouchements, on se contente de nettoyer plus ou moins soigneusement les yeux des enfants avec de l'eau tiède, des solutions boriquées ou des solutions très étendues de sublimé. Mais on ne prend souvent même pas la peine de renverser les paupières et de laver les culs-de-sacs conjonctivaux. On s'expose, à mon avis, de la sorte, à voir apparaître des accidents terribles dont on doit porter l'entière responsabilité. Si l'on tient à se contenter des moyens simples que je viens d'indiquer, il faudra au moins les employer avec le soin le plus minutieux. Mais il nous paraît infiniment préférable de recourir à la méthode de Credé, qui consiste simplement à instiller dans les yeux du nouveau-né, préalablement nettoyés, quelques gouttes de nitrate d'argent à 2 o/o. L'introduction de la méthode de Credé est une des acquisitions les plus précieuses de la thérapeutique contemporaine et són efficacité ne peut être mise en doute quand elle est convenablement appliquée. Elle doit être de règle dans les maternités ; je pense aussi qu'on ne devrait jamais la négliger dans la clientèle urbaine qui n'est nullement à l'abri des blennorrhagies latentes et les sages-femmes ne devraient pas s'en dispenser. Il est d'ailleurs évident qu'elle sera impérieusement indiquée quand on aura des doutes sur l'état de la mère ou du père. Quelquefois, après l'emploi de la méthode de Credé, on voit survenir, au bout de deux ou trois jours, un léger degré de conjonctivite sans gravité et dont la cause est mal déterminée.

Une fois l'ophtalmie purulente établie, l'envahissement simultané ou successif des deux yeux est à peu près fatal.

Il est bien difficile d'utiliser pour le traitement les irrigations continues. On se contentera donc de lavages boriqués ou permanganatés fréquents, en apportant le plus grand soin à l'abstersion des culs-de-sac où adhèrent les flocons purulents.

Puis on retourne les paupières et on touche la conjonctive avec le crayon de nitrate d'argent et on lave avec l'eau salée ; il faut agir légèrement et surtout ne pas répéter trop souvent ces cautérisations ; on laissera toujours entre elles un intervalle minimum de douze heures ; sinon on s'exposerait à des infiltrations, à des eschares dures trop profondes qui ne feraient qu'augmenter la tension.

Ophtalmie purulente épidémique. — Nous ne pouvons pas insister ici sur la discussion des rapports à établir entre certaines formes d'ophtalmie granuleuse et trachomateuse et l'ophtalmie blennorrhagique. On n'a pas oublié les similitudes anatomiques qui ont amené Thiry à parler de l'uréthrite granuleuse; et Grünfeld, du trachome uréthral. Il faut aussi savoir que la période de suppuration a une grande importance dans l'ophtalmie granuleuse; Larrey, dans la fameuse description de l'épidémie égyptienne, avait déjà insisté sur ce fait qu'elle débute par la suppuration. Or M. Kartulis y a retrouvé le gonocoque. Il est à remarquer que la purulence est saisonnière chez les nombreux malades frappés de la sorte en Orient; elle reparaît avec la saison chaude et la crue du Nil, et c'est à ce moment que le gonocoque, latent le reste de l'année, y prolifie.

Ainsi tout porte à croire qu'il s'agit là d'ophtalmie purulente épidémique à gonocoque, ce microbe affectant ainsi dans la conjonctive des allures qui se rapprochent de ses habitudes uréthrales. Cela paraît d'ailleurs confirmé par les résultats thérapeutiques obtenus par les médecins du pays qui utilisent avec succès le nitrate d'argent [1].

[1] V. Abadie : *Mercredi médical*, 1893.

DEUXIÈME PARTIE

LES

INFECTIONS BLENNORRHAGIQUES

———

Nous avons adopté cette dénomination parce qu'elle est claire et expressive ; mais je me hâte d'ajouter que je ne lui accorde qu'une signification clinique ; nous désignerons simplement de la sorte les manifestations pathologiques apparues dans le cours d'une blennorrhagie quelconque : uréthrale, oculaire, etc., et ne relevant ni d'une inoculation ni d'une propagation, en d'autres termes, les accidents nés secondairement à une infection par la voie sanguine.

Aussitôt après la découverte du gonocoque, il parut plausible d'attribuer à son action immédiate, pour ainsi dire personnelle, une série d'accidents dont l'observation clinique avait montré les rapports étroits avec la chaudepisse. Puis il se produisit une réaction et l'on fit remarquer que le gonocoque ne se retrouvait que bien rarement dans les lésions en question. On tendit alors à en rapporter l'origine à des infections associées; nous avons déjà eu maintes fois l'occasion de constater leur importance dans nombre de localisations juxta-uréthrales. Actuellement encore, je crois qu'il faut conserver une telle interprétation pour un grand nombre de cas, et de ce chef la blennorrhagie est loin de constituer une exception pathologique. D'autre part, quelques faits, encore peu nombreux, mais offrant les caractères désirables de certitude, montrent qu'à n'en pas douter le gonocoque peut être emporté par le torrent circulatoire et ne pas se cantonner exclusivement sur les épithéliums ordinaires. En d'autres termes, la blennorrhagie peut être une maladie générale [1], mais je ne suis nullement convaincu qu'elle le soit toujours.

Nous ne savons pas encore quelle est la proportion des généralisations, des métastases gonococciques vraies; il est possible que, par la suite, elle s'augmente dans des proportions considérables: le temps nous l'apprendra.

Provisoirement, je le répète, nous n'accorderons au terme de *métastases blennorrhagiques* qu'une signification clinique. Nous indiquerons tout à l'heure les faits relatifs à la question de l'infection à distance par le gonocoque : tous sont en effet, jusqu'à présent, em-

---

[1] SOUPLET : *Gaz. hebd.*, 1893.

pruntés à l'histoire de l'ensemble des accidents du rhumatisme blennorrhagique.

On sait, du reste, que les métastases gonorrhéiques ainsi comprises peuvent s'effectuer sur une foule d'organes et d'appareils. S'ils ont leur terrain d'élection sur les séreuses articulaires, ils peuvent aussi atteindre telle partie de l'appareil oculaire. Ils n'épargnent ni les viscères (cœur, plèvre, etc.), ni le système nerveux, ni même, peut-être, le tégument. Enfin, on a signalé de véritables septicémies d'origine blennorrhagique. Ce sont là autant de points que nous aurons à étudier.

CHAPITRE I

RHUMATISME BLENNORRHAGIQUE

Nous nous occuperons dans ce chapitre des manifestations pathologiques qui, dans le cours d'une blennorrhagie, frappent une ou plusieurs synoviales articulaires, une ou plusieurs séreuses péritendineuses ou périarticulaires, sans qu'on puisse leur attribuer une origine autre que cette blennorrhagie. La notion des arthrites et des synovites blennorrhagiques est assez bien établie pour qu'il n'y ait plus lieu de discuter les rapports étroits qui existent entre elles et les localisations initiales du gonocoque. Mais, avant de suivre rapidement leurs modalités cliniques, nous étudierons leur pathogénie, leur nature. Les faits que nous aurons à invoquer et les réflexions qu'ils suscitent ont un intérêt majeur non seulement dans l'interprétation des arthro-synovites, mais encore dans celle de toutes les manifestations à distance de la blennorrhagie. J'ai jugé inutile de rappeler ici les nombreuses discussions et théories de l'époque prégonococcienne.

Les questions qui se posent sont les suivantes:

Les manifestations articulaires dépendent-elles de
l'uréthrite ou du gonocoque? — Résultent-elles d'une
infection deutéropathique, peuvent-elles être rangées
parmi les pseudo-rhumatismes infectieux? — Ou, au
contraire, doit-on les considérer comme des lésions
créées par le gonocoque transporté par la voie vasculaire sanguine ?

On sait que Lorain comparait, non sans raison du
reste, le rhumatisme blennorrhagique aux arthrites par
cathétérisme, etc. ; on en concluait qu'il s'agissait là de
rhumatisme uréthral, de rhumatisme génital, dit-on,
quand il fut acquis que la femme n'était nullement
indemne de ces accidents. A la vérité, il n'est nullement impossible qu'un cathétérisme puisse déterminer
une infection uréthrale, elle-même très susceptible
d'engendrer un pseudo-rhumatisme infectieux. Les
uréthrites non gonococciques sont capables de toutes
les complications familières à la blennorrhagie spécifique. Mais il est actuellement bien établi que le
rhumatisme blennorrhagique n'est nullement un privilège de l'uréthrite et qu'il peut survenir en dehors
de toute infection urogénitale. Poncet, Galezowsky
ont donné des observations de conjonctivites blennorrhagiques ainsi compliquées. David, Cl. Lucas,
Widmark, etc., ont cité des cas semblables observés
chez les nouveau-nés, ainsi que Lindermann; enfin
je rappelle le cas de Deutschmann. Je me borne à

ajouter, relativement à la question du rhumatisme génital, que la plupart des fameuses arthrites des jeunes mariées ne sont rien autre chose que de légitimes arthrites blennorrhagiques. C'est donc à la maladie blennorrhagique, et non à l'uréthrite seule, qu'il faut rattacher les accidents articulaires de la chaudepisse.

Il reste à se demander si l'on est en présence d'une infection surajoutée ou d'une métastase gonococcique authentique[1]. Dès 1883 Pétrone annonça qu'il avait retrouvé le microbe de Neisser dans un liquide d'épanchement articulaire. Le liquide était louche ; les deux arthrites examinées dataient de trois et cinq jours ; enfin Pétrone ajoutait qu'il avait vu le gonocoque dans le sang, constatation qui n'est pas au-dessus des doutes. Kämmerer le retrouve dans une arthrite du genou droit chez un amputé porteur d'une chaudepisse ; Bousquet le découvre dans une arthrite suppurée. En 1887, ces faits ne nous parurent pas probants : il existait en effet une quantité d'observations négatives (Ehrlich, Brieger, Vogt, Kraske), qui s'est d'ailleurs notablement augmentée (Haslund, Aubert, Roux, etc.). Nous ne connaissions du reste pas les faits positifs de Bergmann, de Hartley, de Smyrnoff, ni les faits relatifs de Bernemann. Au reste nous n'aurions pas eu à chan-

---

[1] AUDRY : *A. D. S.*, 1887 ; — SAHLI : *Correspond. für Schw. Ar.*, 1887 ; — JACQUET : *A. D. S.*, 1893 ; — MENGE, DEUTSCHMANN, etc., *loc. cit.*

ger nos conclusions. Tandis que Haas restait dans le doute à ce sujet, Bumm, Gerheim admettaient comme nous qu'il s'agissait là de septicémies surajoutées, d'infection mixte, et la raison en était que de tous ces faits positifs aucun ne se présentait dans des conditions techniques suffisantes et n'échappait à la critique. Je ne puis, du reste, considérer comme probante une observation ultérieure de Jacquet. Même le cas de Sahli, qui avait retrouvé le microbe dans un abcès périarticulaire du genou, ne fait pas plus que les autres mention du signe de Roux. Enfin, je n'ai pas pu consulter le texte de Lindermann. Mais nous connaissons deux cas qui se présentent avec toutes les conditions désirables de certitude : celui déjà si souvent cité de Deutschmann et celui de Lang[1] ; dans le dernier, il s'agit d'un abcès sous-cutané développé autour d'une articulation métacarpo-phalangienne ; l'examen fut fait par Paltouf et confirmé par les cultures. Non seulement ces observations sont probantes en elles-mêmes, mais elles donnent aux plus anciennes une autorité relative qui leur faisait défaut et qui ne permet plus de les rejeter complètement. Ainsi, il paraît certain que le gonocoque peut être transporté par le torrent circulatoire et aller créer des arthrites ou des périarthrites.

---

[1] *Archiv für Dermat.*, 1893.

Il reste à se demander s'il en est toujours ainsi, si l'on est constamment en présence de cette infection blennorrhagique de Pidoux, de Ferréol, etc., ou si, dans un certain nombre de cas, il ne faut pas rester fidèle à l'hypothèse étiologique des infections mixtes opérées à travers les muqueuses malades.

On ne pourra être bien affirmatif que lorsque le temps nous aura fourni des documents assez nombreux. Actuellement, si l'on considère la rareté des observations positives, je pense qu'il faut jusqu'à nouvel ordre admettre que la majorité des rhumatismes blennorrhagiques ne relèvent réellement pas de l'action personnelle et directe du gonocoque. Il y a tout lieu de supposer que l'on pourra un jour établir entre les divers accidents des distinctions assez profondes pour y comprendre la question de nature même de la lésion.

Au moins pourrons-nous encore arriver sans arrière-pensée à l'unité étiologique générale de toutes ses manifestations qui, si elles ne sont pas toujours gonococciques elles-mêmes, ne cessent point d'être consécutives à des infections initiales par le gonocoque.

Le rhumatisme blennorrhagique frappe tous les âges. M. Béclère [1] a rappelé les faits assez nombreux de cette complication apparue chez des petites filles

---

[1] *A. D. S.*, 1892.

atteintes de vulvo-vaginite et l'on a vu qu'elles pouvaient se montrer au cours de l'ophtalmie à gonocoque des nouveau-nés. Il est à remarquer seulement que le rhumatisme blennorrhagique survient surtout chez des individus jeunes ; il est rare après vingt-quatre ans. On a conclu de cette circonstance à une origine juxta-épiphysaire de la maladie et peut-être tout n'est-il pas à rejeter dans cette hypothèse. Nous savons maintenant que, contrairement à l'opinion ancienne, elle existe aussi bien chez la femme que chez l'homme. M. Auvergnot n'a pas eu de peine à réunir plus de cent observations [1]. L'influence du froid et de la fatigue a parfois paru assez positive.

Souvent les accidents se manifestent vers la fin de la troisième semaine de la maladie initiale ; on l'a vu survenir quelquefois plus tôt, souvent plus tard ; elle coïncide d'ordinaire avec la période floride de la chaudepisse ; mais elle peut compliquer une blennorrhagie ancienne. Elle s'observe à un moment et chez des malades où l'urèthre est pris dans ses parties profondes ; la cystite et l'épididymite l'accompagnent ou la précèdent très fréquemment, les infections secondaires étant d'autant plus faciles que la surface d'absorption est plus étendue. Il est remarquable que certains individus sont particulièrement exposés à

______

[1] *Thèse*, Paris, 1890.

cette complication, et qu'on la voit se reproduire avec chaque recrudescence ou chaque réinoculation. Enfin les complications viscérales de toute espèce que nous étudierons tout à l'heure ont des tendances marquées à se montrer chez les individus qui présentent des lésions des séreuses articulaires et tendineuses.

Le rhumatisme blennorrhagique peut frapper tantôt les séreuses musculaires et tendineuses, tantôt les synoviales articulaires, ensemble ou isolément.

Localisations sur les séreuses. — Nous ferons connaître plus loin le peu que nous savons de la pleurésie blennorrhagique. Les poussées inflammatoires sur les séreuses de glissement des tendons sont fréquentes et il est probable que beaucoup passent à peu près inaperçues et ne se révèlent que par quelques douleurs passagères dans les masses musculaires. On les voit se manifester sur toutes les séreuses tendineuses et, en particulier, sur celles qui travaillent le plus : autour des tendons scapulo-huméraux, autour des péroniers latéraux. Albert a signalé l'achillodynie blennorrhagique ; on a souvent attribué la douleur du talon à l'inflammation de la séreuse rétrocalcanéenne. J'ai vu un véritable aï blennorrhagique occupant exactement le siège de l'aï classique ; comme Swediaur, je l'ai rencontré limité au cul-de-sac tricipital du genou, etc. Enfin on a décrit une téno-capsulite ; mais peut-être les faits de O'Ferra, de Jullien ne sont-ils pas bien distincts de la conjonctivite métastatique. Enfin les séreuses tendineuses qui avoisinent les articulations envahies peuvent être prises comme par continuité, ainsi qu'on l'observe surtout au poignet.

Toutes ces manifestations se caractérisent de la même manière, c'est-à-dire par les signes d'une inflammation rarement intense ; mais elles apparaissent très rapidement et soudainement. L'œdème, la tuméfaction, la rougeur apparaissent en quelques heures et souvent aussi disparaissent au bout de peu de jours. La suppuration y est extrêmement rare et on peut les considérer comme comportant peu de gravité.

Entre les phénomènes dont la description précède et les arthrosynovites il faut placer les *péri-arthrites*. Nous avons vu que le rhumatisme frappait volontiers les séreuses péri-articulaires. Mais on a, en outre, donné quelques observations, exceptionnelles d'ailleurs, de petits abcès périarticulaires et sous-cutanés. Chez le malade de Sahli, la collection avoisinait le genou ; une articulation métacarpo-phalangienne chez celui de Lang ; du reste, les articulations mêmes étaient intactes et les malades guérirent facilement. Dans les deux cas, on trouva le gonocoque dans le pus.

Arthro-synovites blennorrhagiques. — Elles offrent des localisations, des symptômes, une évolution, une gravité extrêmement variables. Les formes en sont nombreuses et richement catégorisées. Nous nous contenterons de décrire :

1° Une forme polyarticulaire aiguë ;

2° L'hydarthrose blennorrhagique ;

3° Les formes ankylosantes à marche aiguë ou sub-aiguë ;

4° Enfin, les arthrites suppurées.

1° POLYARTHRITE AIGUE. — La polyarthrite aiguë blennorrhagique offre tous les caractères habituels aux pseudo-rhumatismes infectieux, voire même au rhumatisme articulaire aigu légitime : poussées rapides, douloureuses, frappant simultanément ou successivement deux ou plusieurs articulations. En général, la complication s'accompagne de fièvre et d'un état général défectueux.

D'ordinaire, cette polyarthrite aiguë affecte une allure relativement éphémère et peu grave. Mais, parfois, on voit les symptômes se localiser et se maintenir énergiquement sur une ou plusieurs des jointures cutanées, et là une redoutable tendance à l'ankylose se manifeste. D'autres fois, les signes d'infection générale acquièrent une très grande intensité et c'est précisément alors qu'on voit survenir des érythèmes angioneurotiques (Finger, Lewin) semblables à certains érythèmes polymorphes, des phlébites, des endocardites, en un mot la série des complications qui marquent l'évolution des septicémies ordinaires à détermination articulaire.

2° HYDARTHROSE BLENNORRHAGIQUE. — Nulle part on ne l'observe mieux et plus souvent qu'au genou. Elle se manifeste par une douleur modérée et la distension rapide des culs-de-sac articulaires par un épanchement souvent considérable en peu d'heures. Les symptômes sont presque exclusivement locaux. D'autres fois, la douleur est plus vive et la peau présente de la rougeur et de l'œdème. Cette hydarthrose, qui, dans les cas favorables traités convenablement, disparaît en peu de jours, peut aussi se maintenir avec une ténacité remarquable. Il est du reste très rare qu'elle se termine par l'ankylose et c'est l'une des formes les moins redoutables du rhumatisme blennorrhagique.

Le liquide est d'ordinaire séreux et transparent; pour peu que les symptômes inflammatoires soient un peu prononcés, on le trouve citrin, liquide d'arthrite catarrhale de Volkmann. M. Laboulbène y a vu de nombreux globules blancs et les observateurs lui ont souvent trouvé une teinte louche (Deutschmann, etc.).

Généralement l'exsudat se résout complètement; ce n'est que dans les cas graves accompagnés d'inflammation péri-articulaire apparente que le liquide disparaît mal et laisse après lui des adhérences plus ou moins considérables; mais ces cas appartiennent non plus à l'hydarthrose blennorrhagique vraie, mais bien à l'arthrite plastique ankylosante que nous allons décrire rapidement et dont le début peut être marqué et masqué par un épanchement assez abondant.

3° ARTHRITES PLASTIQUES ANKYLOSANTES. — Cette dénomination de Nicaise est bien applicable aux cas que nous avons vus. Il faut d'ailleurs en distinguer deux variétés entièrement distinctes : les *formes aiguës* et les *formes chroniques*.

a) *Forme aiguë.* — C'est l'accident typique et grave du rhumatisme blennorrhagique. Les symptômes inflammatoires sont violents; la douleur spontanée est modérée, sauf si l'épanchement est considérable; mais la douleur provoquée est toujours extrême. Tous les tissus qui avoisinent l'articulation participent au processus pathologique et sont envahis par l'infiltration. Les capsules sont épaissies, les extrémités osseuses paraissent augmentées de volume. Les membres atteints sont naturellement immobilisés dans les positions de moindre douleur. Enfin ces arthrites s'accompagnent très vite des atrophies musculaires, qui sont d'ailleurs le complément fatal de toute lésion articulaire un peu grave; mais ces atrophies sont souvent particulièrement rapides et prononcées.

Dans les cas heureux, l'ensemble des symptômes :
la douleur, le gonflement, diminuent après quelques
semaines, mais presque toujours il subsiste de la
raideur et de la faiblesse du membre. Souvent, il
arrive que la résolution demande plusieurs mois pour
s'opérer et même dans ce délai ne se fait qu'incomplètement. Les épaississements capsulaires, les tuméfactions osseuses, les adhérences, les végétations
intra-articulaires opposent un obstacle parfois invin-
cible à l'avènement d'une restitution plus ou moins
incomplète ; enfin, la thérapeutique la plus énergique
et la plus sage ne peut parfois pas prétendre à un
meilleur résultat qu'à une ankylose fibreuse en bonne
position.

En général, les arthrites qui nous occupent sont
mono-articulaires. Elles ont des sièges d'élection bien
accusés, suivant lesquels elles modifient leur gravité
et leurs allures.

L'articulation sterno-claviculaire est une de leurs
localisations habituelles, et toute inflammation de cette
jointure est suspecte de blennorrhagisme. Ici les symptômes, souvent assez aigus au début, se résolvent
d'ordinaire avec plus de facilité que dans les autres
articulations. Elle se manifeste par les symptômes
locaux accoutumés: douleur, tuméfaction, rougeurs,
œdème de la peau, et apporte une gêne considérable
aux mouvements de l'épaule correspondante.

L'arthrite blennorrhagique du *poignet* jouit, au contraire, d'une réputation fort mauvaise et méritée ; elle s'accompagne volontiers de ces empâtements des tissus péri-articulaires, sur lesquels nous avons insisté ; souvent on note en même temps de l'envahissement des gaines voisines, d'où l'extension et le degré considérables du gonflement, la gêne extrême des mouvements des doigts. Les têtes radiales et cubitales paraissent épaissies et tous les tissus sont infiltrés et durs. On a décrit sous le nom de péri-arthrite (Roustan) l'inflammation de ces tissus péri-articulaires ; mais, sans en nier l'existence, je crois que, dans la majorité des cas, l'articulation compromise, poignet ou autre, participe au processus général. Tous les infiltrats, les exsudats interstitiels se résolvent mal et laissent dans la capsule, entre les os et autour de l'article, des bandes de sclérose et des cicatrices qui expliquent facilement les raideurs et les ankyloses consécutives du poignet dont les inconvénients n'échappent à personne. Cette tendance à l'ankylose se retrouve encore dans l'arthrite du coude, articulation où elle ne s'observe pas souvent.

Les déterminations qui s'effectuent sur les petites jointures phalangiennes et métacarpo-phalangiennes sont fort intéressantes ; nulle part on ne surprend mieux la participation des tissus péri-articulaires, l'augmentation des têtes osseuses au niveau des insertions capsulaires, de telle sorte que les doigts présentent des nodosités larges, tendues et douloureuses, assez comparables à certaines atteintes de rhumatisme noueux.

On a décrit des arthrites blennorrhagiques de l'articulation sacro-iliaque ; elles entraînent les symptômes ordinaires.

A la hanche, elles sont mal connues et probablement assez fréquentes. Elles ont une gravité toute particulière, à cause de l'intensité des phénomènes douloureux et d'une ténacité extrême. Certainement elles ont été plus d'une fois confondues avec des arthrites tuberculeuses et avec des arthrites puerpérales. Karewsky a réséqué avec succès la hanche d'une femme chez laquelle une telle arthrite avait amené une luxation spontanée de la tête fémorale.

Le genou, siège ordinaire de l'hydarthrose, n'est nullement à l'abri de l'arthrite ankylosante.

Fournier et Jacquet ont décrit un pied plat blennorrhagique où le rôle de l'arthrite n'est pas encore bien déterminé. Enfin, on a signalé des poly-arthrites vertébrales.

b) Forme chronique. — Elle s'observe rarement et a surtout été étudiée par Fournier et ses élèves [1], qui l'ont appelée *poly-arthrite déformante, progressive,*

[1] DE AMARAL : *Thèse,* Paris, 1891.

pseudo-noueuse. Cette dénomination très explicite nous dispense d'étudier en détail ces observations peu nombreuses. Il est facile de voir qu'elles se différencient complètement des mono-arthrites plastiques par leur multiplicité, leur marche chronique, la prédominance exagérée des lésions des tissus juxta-articulaires. Ce sont là de véritables arthropathies dans la pathogénie desquelles on doit faire intervenir les troubles de l'innervation. Mais faut-il accepter comme certainement blennorrhagiques les faits tels que celui de M. Raymond où l'on voit des accidents arthropathiques et myopathiques survenir chez un homme atteint de blennorrhée depuis plusieurs mois [1] ?

4° ARTHRITES SUPPURÉES. — La suppuration constitue non pas une modalité, mais une complication de l'arthrite blennorrhagique. Sans doute, nous avons vu que le liquide des lésions ordinaires contenait souvent des globules blancs en très grande abondance. Cependant, il est rare d'avoir affaire à du pus vrai et la suppuration reste tout à fait exceptionnelle. Il existe des observations de Bauchet, de Prichard, de Fournier, de Talamon qui sont bien connues. L'apparence générale se modifie alors complètement et l'on voit apparaître des signes de septicémie toujours grave,

---

[1] Cf. le chapitre ultérieur sur les neuro et myopathies.

quelquefois mortelles. Il en est ainsi dans les cas d'Haslund, qui aboutirent à l'amputation ; dans celui de Pollard, elle se termina par l'autopsie où l'on trouva des embolies de l'artère pulmonaire et de l'iliaque commune. Cette suppuration a frappé le coude (Fournier), le genou, l'épaule. Les articulations étaient prises sur le malade de Wirzemirsky qui y trouva des gonocoques [1].

Il est inutile de dire qu'en pareil cas aux symptômes d'arthrite aiguë et suppurée se joignent les signes ordinaires des grandes infections : frisson, fièvres, etc.

Traitement. — En règle générale, le traitement interne des arthrites blennorrhagiques ne possède aucune efficacité et ne peut avoir à s'occuper que de pallier l'exagération des accidents : douleur, fièvre, etc.

Quelle que soit la forme de la maladie, il faut exiger le repos du malade et l'immobilisation du membre pendant la période aiguë des accidents. On y joindra la révulsion, dont le degré sera proportionné à la gravité des circonstances. La teinture d'iode, les topiques, les vésicatoires suffiront dans les hydarthroses et les polyarthrites légères. Si l'on se trouve en présence de mono-arthrites présentant des allures alarmantes, on aura recours aux pointes de feu, multipliées, répétées et ne dépassant

[1] FINGER : *loc. cit.*

pas le derme en profondeur. Nous sommes entièrement opposé au massage pratiqué à ce moment, tout au plus pourrait-on frictionner très légèrement les muscles éloignés. Si l'épanchement était très abondant et se résolvait très lentement, il n'y aurait pas d'inconvénients à évacuer le liquide par une ponction.

Aussitôt que les accidents inflammatoires auront disparu ou tendront à s'effacer, il faudra tâcher de prévenir les raideurs, les rétractions, c'est-à-dire l'ankylose. On utilisera alors des massages locaux très prudents, un peu plus vigoureux sur les muscles périarticulaires. Le massage remplira la double indication de favoriser la résorption des exsudats et d'enrayer l'atrophie musculaire. L'électrisation des masses musculaires rendra de même d'utiles services. Presque tous les malades qui ont conservé des reliquats de leurs arthrites retirent un bénéfice considérable d'un séjour à Aix-les-Bains.

Il est possible que l'articulation s'immobilise plus ou moins partiellement ; on entre alors dans le domaine de la chirurgie active. On pourra tenter de rompre les adhérences et de mobiliser les jointures sous l'anesthésie ; mais, dans tous les cas, on évitera les violences et l'on aura soin d'attendre un moment où toute inflammation aura disparu. Il faut savoir que, dans les cas graves, l'ankylose peut nécessiter des résections, toujours sous-périostées, modelantes, pas trop économiques et dont le traitement post-opératoire exigera une surveillance toute particulière, afin d'éviter une récidive de l'ankylose.

Si l'on avait quelque raison de soupçonner la présence du pus dans une articulation, il faudrait s'en assurer par une ponction et, si cette dernière confirme les soupçons, on assurera le drainage par une arthrotomie large et parfaitement aseptique. Si les accidents de septicémie apparaissent ou persistent, on songera à assurer le drainage par la résection (Scriba, Vogt, Mori).

CHAPITRE II

PLEURÉSIE BLENNORRHAGIQUE

Le chapitre des complications pleurales de la blennorrhagie est à peine ouvert. Il en existait des observations anciennes de Ricord, de Sée, de Lorain, de Peter ; « mais, dit Talamon, le cas de Ricord ne se trouve nulle part ; de même pour le cas de Sée ; » et il ajoutait : « Jusqu'à présent, pas un cas n'est authentique. » Cependant Eichhorst dit qu'il l'a rencontrée une fois. Perrin l'a observée chez un malade qui présentait d'ailleurs des complications septiques (balano-posthites gangréneuses, etc.). Enfin Ducrey a vu un malade qui présentait des poussées de rhumatisme blennorrhagique accompagnées de la production immédiate d'un épanchement pleural abondant. récidivant avec les fluxions articulaires et disparaissant avec la même facilité. Il est fort probable que les poussées pleurales légères ne doivent pas être bien rares au cours du rhumatisme blennorrhagique.

Finger a vu une pleurésie accompagner l'apparition d'un érythème.

CHAPITRE III

LES COMPLICATIONS CARDIAQUES [1]

Bibliographie. — BRANDES : *Arch. gén. de méd.*, 1854. — LACAS-SAGNE : *id.*, 1872. — MARTY : *id.*, 1876 — TALAMON : *Revue de méd.*, 1878. — MOREL : *Thèse*, Paris, 1878. — BAUDIN : *Recueil de médecine militaire*, 1879. — DÉRIGNAC : *France méd.*, 1882. — DELPRAT : *Thèse*, Paris, 1882. — GLUZINSKY : *Jahres-ber.*, 1889. — LION : *Essai sur la nature des endocardites infec-tieuses*, 1890. — HISS : *Berlin. klin. Woch.*, 1892, et A. D. S., 1893.

En 1854, Brandes fit paraître un mémoire, où, fort d'une observation personnelle et d'un cas de Lehman, il signalait l'existence de l'endocardite blennorrha-gique. Dans les années qui suivirent, les lésions des séreuses cardiaques furent à nouveau rencontrées par plusieurs auteurs : Hervieux, Tixier, Guntz (?), Bourdon (?), Vœlker (?). Ricord affirmait les avoir notées, mais reconnaissons que, rejetées par Trous-seau et par Grisolle, elles n'étaient admises qu'à titre de curiosités ou de faits exceptionnels par Rollet et par Fournier.

[1] Ce chapitre et le suivant sont dus à la bienveillante collabo-ration de M. J. Audry, médecin des hôpitaux de Lyon.

A partir du mémoire de Lacassagne, le doute n'est plus admis et les cas se multiplient (Desnos et Lemaître, Chevalier, Vidart, Marty, etc.) : malheureusement un certain nombre prêtent le flanc à la critique. Aussi Talamon peut-il démontrer que, sur treize observations, six seulement sont à l'abri de la discussion : « Tous les faits publiés sont en somme peu nombreux et rentrent dans une de ces catégories : ou bien il s'agit simplement d'un rhumatisme aigu ordinaire coïncidant avec une blennorrhagie, ou bien le souffle s'explique par l'existence d'une attaque antérieure de rhumatisme vrai qu'on retrouve dans les antécédents du sujet. »

Les complications cardiaques de la blennorrhagie sont cependant si peu niées que nous voyons Besnier et Jaccoud en parler dans des articles de vulgarisation. Depuis les cas, d'ailleurs toujours rares, sont devenus plus nombreux (Baudin, Delprat, V. de Velden, Glucinski, etc.).

On ne s'est pas contenté d'établir que ces accidents pouvaient naître en dehors des désordres articulaires, et se trouvaient, partant, indiscutables. Un certain nombre d'auteurs ont montré, preuves en mains, que l'endocardite blennorrhagique n'est pas toujours bénigne et légère, mais qu'elle évolue quelquefois avec les allures tragiques de l'endocardite infectieuse et septique. Nous retrouvons, à cet égard, les

noms de Purser, Schedler, Jaccoud, Dérignac, Eichhorst, His, etc.

Il nous semble naturel de passer successivement
en revue ces endocardites simples et ces endocardites
septiques et de dire ensuite quelques mots des péricardites ainsi que des myocardites. Nous croyons utile
d'établir auparavant que de semblables complications
sont bien le résultat de l'infection blennorrhagique.

Nous reconnaissons volontiers avec Talamon que
plusieurs des cas publiés sont fort contestables. Il
s'est peut-être agi quelquefois de souffles extra-car-
diaques et de bruits anémiques ; dans l'observation
de Vœlker, on signale un simple dédoublement du
premier bruit à la base ! Ailleurs ce sont des malades
qui ont eu des attaques de rhumatisme antérieur et
dont la tare cardiaque remonte vraisemblablement
à cette date. En relisant les faits, on voit que les accidents rhumatismaux survenus après le début d'une
blennorrhagie n'ont été quelquefois qu'une attaque
de rhumatisme franc rappelée par la blennorrhagie
ou survenue par coïncidence.

Il est certain que le rhumatisme, blennorrhagique
ou non, est le plus souvent l'intermédiaire obligé
entre la chaudepisse et l'endocardite (seize fois sur
vingt-deux : Lion). C'est ce qu'ont établi tous les
auteurs qui se sont occupés de la question. Mais, dans
certains cas au moins, on ne saurait nier que le rhu-

matisme vraiment blennorrhagique n'ait été en cause, et, en s'interposant entre la lésion de l'urèthre et celle de la séreuse, ce rhumatisme ne saurait enlever à cette dernière les caractères d'une infection blennorrhagique. D'ailleurs il serait facile de dresser, à l'usage des sceptiques, une assez longue liste des faits dans lesquels le rhumatisme a fait défaut, liste comprenant à la fois les formes légères et les formes graves. Nous pourrions citer à cet égard Lacassagne (?), Morel, Wille, V. de Velden, Glucinski, His, et d'autres encore.

Une dernière objection (elle a été faite au cas de Lacassagne par Talamon) consisterait à ne voir dans ces faits que le résultat d'une coïncidence; mais n'oublions pas, par contre, qu'on suit rarement l'exemple de Rollet, qu'on n'ausculte pas tous les blennorrhagiens et qu'on peut fort bien laisser passer inaperçues semblables complications. Sur un pareil terrain, la discussion deviendrait impossible et, pour tout dire en un mot, l'endocardite blennorrhagique n'est actuellement niée par personne.

Endocardites simples. — C'est le type le plus fréquemment observé. Elles sont, comme nous venons de le dire, précédées ou non par une poussée rhumatismale. Sur les seize cas où celle-ci a été notée par Lion, il s'est agi trois fois d'un rhumatisme monoarticulaire. Nous avons assez insisté sur ces manifestations, sur leur signification, pour n'avoir pas à y revenir.

L'âge des malades varie beaucoup ; Brandes a vu cette complication survenir à cinquante ans ; elle s'observe naturellement surtout chez les jeunes. Les femmes semblent indemnes au premier abord, mais elles s'exposent moins en général et, d'autre part, il faut remarquer, avec Dérignac et Morel, que la blennorrhagie passe bien plus facilement inaperçue chez elles. D'après Morel, l'endocardite survient en moyenne quatre ou cinq semaines après le début de la chaudepisse.

On doit considérer l'endocardite comme une complication rare. A en croire les recherches de MM. Arnozan et Cheminade, le pouls serait très souvent ralenti (seize fois sur dix-neuf cas) chez les blennorrhagiens, mais c'est là un trouble circulatoire bien éloigné des désordres que nous étudions ici. Ces auteurs croient d'ailleurs que, d'un moment à l'autre, ce ralentissement varie beaucoup.

L'endocardite blennorrhagique débute habituellement d'une façon très insidieuse et doit être recherchée (Morel) ; souvent elle est légère, n'intéressant alors que l'oreille du médecin (Jaccoud). Cependant, il n'est pas très rare de la voir s'annoncer par des troubles qui attirent nettement l'attention du côté du cœur : angoisse précordiale, anxiété, élévation thermique, modification du côté du pouls.

Elle peut se dissiper sans laisser de traces ; dans la statistique de Lion, on a noté sept fois la persistance d'un souffle. Elle peut entrainer des crises d'asystolie (Dérignac). Nous rappellerons encore que His a vu une affection cardiaque s'aggraver beaucoup au cours d'une blennorrhagie.

Morel croit que cette endocardite affecte de préférence l'orifice aortique.

Endocardites malignes. — Nous comprenons sous ce titre les endocardites qui tuent à la façon de l'endocardite ulcéreuse et qui présentent le caractère infectieux dans le vrai sens clinique du mot.

M. Lion écrit les lignes qui suivent : « Lorsque l'endocardite blennorrhagique tue, elle tue par asystolie. Il n'y a rien là qui rappelle le début, l'évolution et la terminaison des complications secondaires, le plus souvent d'ordre pyohémique ou septique (frissons, sueurs, état typhique, pus dans les articulations, mort le plus souvent sans phénomènes apparents du côté du cœur). »

Une pareille façon de voir ne saurait être acceptée, comme le démontrent les faits que nous allons citer. Dérignac, Delprat et Jaccoud ont, chez nous, attiré l'attention sur ces cas graves.

Bourdon a vu un jeune homme de vingt-quatre ans, qui avait eu une blennorrhagie deux mois auparavant, surpris par une poussée rhumatismale. Le malade mourut après avoir présenté du délire, des eschares, un souffle systolique râpeux de la pointe. Mais on ne saurait attacher aucune importance à cette observation, et Talamon fait justement remarquer que le rhumatisme en jeu était un rhumatisme franc survenu après la disparition de l'écoulement.

Un sujet de Marty a eu des frissons violents comme au cours d'une maladie septique, des ascensions thermiques de 39, 40°, de la carphologie, du délire.

Dans le cas de Desnos, un rhumatisme blennorrhagique type se fixe sur une articulation sterno-claviculaire. Surviennent de la fièvre à grandes oscillations, de la prostration avec état typhique. La mort serait survenue « par asystolie ». A l'autopsie, végétations grisâtres des valvules aortiques qui sont insuffisantes. Endocardite végétante de la mitrale.

Purser a rencontré cette endocardite blennorrhagique septique. Schedler a constaté des arthrites multiples qui s'étaient installées trois semaines après le début d'une blennorrhagie chez un garçon de vingt-deux ans. Sept mois plus tard, apparition d'une endocardite qui dure un mois et qui tue à la faveur

d'embolies multiples. A l'autopsie, endocardite ulcéreuse.

Un malade de Dérignac présente, au dix-huitième
jour d'une blennorrhagie, des accidents articulaires
avec fièvre intense qui ne s'améliorent nullement par
le salicylate. Le soixante et unième jour, la température monte brusquement à 40°,4 ; on note des frissons, du délire, un état typhique et on constate l'invasion d'une lésion aortique.

Eichhorst déclare avoir vu un exemple d'endocardite
blennorrhagique ulcéreuse suivi de mort.

M. Hiss, assistant de Curschmann à Leipzig, a
publié trois faits de ce genre.

En 1887, Weichselbaum constata des streptocoques
dans les végétations et les pertes de substance qui
occupaient les valvules. En 1889, Ely vit des staphylocoques et des streptocoques ; mais, dans ce dernier
cas, comme dans l'observation de Martin, on se trouvait en présence d'individus chez lesquels on aurait
vu apparaître au cours d'une blennorrhagie la véritable septico-pyohémie à foyers multiples (reins pou-
mons, rate, etc.) et suivie de mort [1].

Mais les trois cas de Hiss démontrent, d'après lui,

---

[1] D'après des communications récentes dont nous n'avons pas
pu consulter le texte original, Leyden signale des gonocoques dans
une endocardite (*Bullet. méd.*, août 1893), et Councilmann dans le
myocarde (*Mercredi méd.*, id.).

à la suite d'une gonorrhée évoluant même sans complications, la possibilité d'une endocardite maligne, soit seule, soit accompagnée de foyers purulents dans d'autres organes.

On ne saurait, en effet, d'après tout ce que nous venons de voir, nier l'existence de l'endocardite blennorrhagique maligne. La lecture des observations que nous avons reproduites suffit pour affirmer sa réalité et connaître ses symptômes qui sont ceux de l'endocardite ulcéreuse ordinaire.

Péricardites et myocardites. — La péricardite peut se rencontrer au cours de la blennorrhagie, comme en témoignent les cas de Lehman, de Tixier, de Guntz, de Lacassagne. Talamon fait, il est vrai, à ce propos, les remarques suivantes : l'observation de Tixier est douteuse ; Lacassagne lui-même ne s'est pas absolument prononcé sur celle qu'il a publiée, et, chez le malade de Guntz, il s'est tout simplement agi d'une attaque de rhumatisme articulaire aigu, survenue quelques jours après le début d'une blennorrhagie aiguë. Le fait de Lehman est, par contre, très net, aux yeux mêmes de Talamon. C'était un sixième écoulement accompagné pour la sixième fois d'un rhumatisme. On constata de la douleur précordiale, une matité cardiaque anormale, des battements irréguliers et un frottement très intense.

L'endocardite blennorrhagique une fois admise, on aurait d'ailleurs mauvaise grâce à nier la possibilité d'une péricardite de même nature.

Nous en dirons autant de la myocardite. On sait aujourd'hui quelle est la vulnérabilité du muscle cardiaque, la facilité avec laquelle il est atteint par les maladies infectieuses. On n'a pas oublié, d'autre part, que la myocardite accompagne fréquemment les lésions des séreuses. On a négligé son étude au point de vue particulier qui nous intéresse ; cependant, Dérignac fait remarquer que, dans certains cas mortels, la mort doit survenir grâce à elle et W. Hiss signale chez le cardiaque qui vit sa lésion aggravée par une blennorrhagie « une endocardite et une myocardite graves ».

Pathogénie des complications cardiaques

Nous en avons assez dit, chemin faisant, pour qu'on soit à même de se faire une idée du pronostic qui doit s'attacher à ces lésions. Comparables à celles qu s'observent au cours de la scarlatine, elles sont heureusement le plus souvent bénignes ; mais nous avons vu qu'elles peuvent passer à l'état chronique, conduire à l'asystolie ou se terminer par des accidents septiques mortels. Dans ce dernier cas, on a noté, du côté de la plèvre, de l'encéphale et des autres organes, des complications qui sont celles des endocardites ulcéreuses vulgaires.

Nous ne saurions non plus parler ici du traitement de ces lésions. Signalons cependant les inconvénients des vésicatoires chez des malades tout prêts à la cystite.

Nous devons nous demander ici quel est le point de départ intime et la nature réelle des accidents que nous venons de décrire.

Il n'est pas douteux, d'après tout ce que nous avons vu, que, légères ou malignes, ces complications ne soient le résultat d'une infection, qui est l'infection blennorrhagique.

« A n'en pas douter, écrit Lion, ces complications relèvent de l'action du gonocoque. » Mais en est-il bien toujours ainsi et ne conviendrait-il pas de faire une certaine place aux infections secondaires ?

On comprend que certains médecins aient soutenu la seconde thèse. Telle est l'opinion de Gerheim, admise en partie par Hiss, et qui semble de mise, au moins pour le type ulcéreux. Dérignac et Delprat avaient déjà dit que, dans quelques cas, les cardiopathies des blennorrhagiens pouvaient être le résultat de la septicémie.

En somme, on doit s'en tenir encore aux conclusions de Hiss : « Il serait essentiel, pour séparer les formes légères des graves, que la bactériologie des faits fût

mieux connue. Puisqu'on a constaté dans les métastases blennorrhagiques des gonocoques et d'autres
agents d'infection, par exemple les staphylocoques
et les streptocoques, il serait possible que les formes
simples d'endocardite et de péricardite soient d'origine gonococcienne, que les formes graves procèdent
d'une infection septique mixte. Malheureusement,
l'examen bactériologique dans les formes ulcéreuses
n'a donné jusqu'à présent aucun résultat. » (Hiss, traduit par Doyon [1].)

[1] Voir la note précédente, p. 248.

CHAPITRE IV

LES COMPLICATIONS NERVEUSES

Bibliographie. — COUTAGNE : *A. D. S.*, 1870. — BEECHINI : *Lo Sperimentale*, 1879. — BRISSON : *Thèse*, Paris, 1883. — FRÆNKEL : *Berl. klin. Woch.*, 1886. — RAYMOND : *Gaz. des hôpitaux*, sept. 1891. — ENGEL REIMERS (résumé *in Archiv für Dermat. und Syph.*, 1893). — HAYEM et PARMENTIER : *Rev. de méd.*, 1888. — CHARRIER et FÉVRIER : *id.* — CHARCOT : *Leçons du mardi*, 1888. — DUFOUR : *Thèse*, Paris, 1889. — SPILLMANN et HAUSHALTER : *Rev. de méd.*, 1891. — L. RAYNAUD : *Rev. de méd.*, 1892. — OUDIN : *A. D. S.*, 1892. — BONNET : *Thèse* de Paris, 1877. — L. RAYNAUD : *Journal des malad. cut. et syph.*, 1891 ; *Rev. de méd.*, 1892.

Nous ne saurions mieux faire, en décrivant ces complications, que d'adopter presque en entier l'ordre suivi par M. P. Raymond, au cours d'une excellente revue parue en 1891 dans la *Gazette des hôpitaux*.

Névralgies

Sciatique. — La sciatique blennorrhagique, dont l'existence n'est aujourd'hui pas discutée, a été fort bien étudiée par Brisson dans sa thèse (1883), mais elle était connue bien avant cet auteur, comme en témoignent les renseignements bibliographiques que nous lui empruntons. Si Bailly, en 1803, l'avait rencontrée sans y attacher d'importance, Everard Home et Barthez, à la même époque, déclaraient nettement que la blennorrhagie pouvait créer la sciatique. Tournilhac-Bérenger (1804), Lespagnol (1815), Masson (1817), Tehy (1825), Agasson (1842) l'ont aussi notée. Fournier s'est, à plusieurs reprises, occupé de cette complication, dont une série de faits sont venus montrer la fréquence (Lagretelle, Wœlker, Tixier, Dupont, Diday, Gries, Vidart, Dupouy, Chevalier, etc.).

L'existence de la sciatique blennorrhagique est démontrée par sa fréquence (Charvot, Fournier qui la trouve six fois sur trente-neuf cas de rhumatisme blennorrhagique), par ses caractères particuliers sur lesquels nous allons revenir, par son retour coïncidant avec une nouvelle blennorrhagie (Fournier), par l'heureuse influence à son égard du traitement dirigé contre la chaudepisse elle-même (Scarenzio).

Soupçonnée plus habituellement chez l'homme et plus souvent observée chez lui, elle existe naturellement chez la femme et Diday l'a rencontrée chez une jeune fille de dix-neuf ans. Elle coïncide le plus souvent avec les manifestations du rhumatisme blennorrhagique.

Elle débute brusquement, se localise très souvent à la cuisse et dure peu, décroît rapidement.

Cependant, elle n'est pas toujours aussi bénigne, comme le fait remarquer Jullien, qui l'a vue deux fois se montrer fort tenace.

La sciatique que nous décrivons est-elle une sciatique névralgie ou une sciatique névrite ? S. Raymond la considère plutôt comme une névrite légère, la blennorrhagie agissant à titre de maladie infectieuse, mais il ajoute que le fait n'est pas démontré.

Nous verrons tout à l'heure que la sciatique-névrite existe. Il est probable que bien des faits portant l'étiquette de sciatiques doivent être des névrites, de même qu'en revanche certaines observations de sciatique blennorrhagique double (Peter) peuvent rentrer dans le cadre des myélopathies.

Névralgie crurale. — Notée dans la thèse de Tixier, la névralgie crurale a été signalée par Coutagne (de Lyon), en 1872. Cet auteur a vu deux fois cette névralgie apparaître dans la période aiguë de l'écoulement et disparaître à peu près en même temps que ce dernier diminuait. Nous la retrouverons aussi avec les névrites multiples, en compagnie de manifestations douloureuses sur le trajet d'autres nerfs.

Névralgies réflexes. — Mauriac a étudié les névralgies réflexes, lombo-abdominale, sciatique ou crurale, qui succèdent quelquefois à l'orchite blennorrhagique ; mais P. Raymond fait justement remarquer qu'il ne s'agit pas là d'un effet direct de l'infection blennorrhagique.

Névrites multiples

Nous pourrions citer ici un cas de Vulpian, dans lequel une arthrite vertébrale blennorrhagique avait comprimé ou *irrité* directement les racines nerveuses, mais nous n'avons en vue que les névrites multiples, si fréquemment signalées au cours des intoxications et des infections. Engel Reimers vient d'en publier trois observations. Il considère les malades comme atteints de polynévrite gonorrhéique.

Manifestations spinales

Les termes de ce titre sont mauvais, car nous avons l'intention de décrire ici des paralysies motrices et sensitives qui ne dépendent certainement pas toujours d'une myélite ou d'une méningo-myélite.

Nous croyons utile de passer rapidement en revue les rares observations qui permettent, tant bien que mal, de remplir le cadre de ces complications. Avec Hayem et Parmentier, nous n'accepterons que les faits où la blennorrhagie se montre directement en jeu et nous éliminerons les paralysies attribuables à l'uréthrite chronique et aux rétrécissements uréthraux anciens, bien qu'après tout la chaudepisse ait été, même dans ces dernières circonstances, la première coupable.

Nous éliminerons des cas comme celui de Graves, où un matelot fut atteint, à la suite d'une blennorrhagie, d'un rétrécissement et d'une paraplégie qui disparut en même temps que le canal redevint normal.

Ev. Home, d'après Hayem et Parmentier, aurait observé un cas qui rentre dans les myélites blennorrhagiques.

Stanley, en 1833, publia deux faits importants. Dans le premier, un jeune homme de vingt-deux ans arrête un écoulement avec des injections, et on constate de la rétention d'urine, de la paralysie des sphincters, une paraplégie absolue avec anesthésie presque totale. A l'autopsie, les reins contiennent du pus et la moëlle paraît saine. Dans le second cas, il s'agissait d'une blennorrhagie avec phimosis. Surviennent de la douleur lombaire, avec une paralysie brusque, absolue des membres supérieurs, et une anesthésie presque complète. A l'autopsie, congestion de la moelle. Stanley admet l'influence étiologique de la gonorrhée, mais croit à des paralysies réflexes.

Guel (1856) voit dans ces paralysies réflexes le vrai état d'une véritable inflammation de la moelle appréciable au microscope. Lorsqu'il s'agit de gonorrhée, il croit que les manifestations médullaires dépendent soit de l'infection purulente, soit de l'infection spécifique. Il a observé une de ces paraplégies terminée par la guérison.

Dans un cas de Hirsch, cité par Leyden, il s'agissait d'une uréthrite rebelle et nous n'insisterons pas ; remarquons qu'au dire de Leyden lui-même des paralysies secondaires, dues à une cystite du col d'origine blennorrhagique, auraient été observées plusieurs fois non seulement par Stanley, mais par Leroy d'Etiolles.

La thèse de Tixier (1866) contient un fait de paraplégie. La mort survint à la suite d'une attaque intercurrente de choléra.

Hayem et Parmentier font remarquer que, dans la discussion de 1866, un certain nombre d'auteurs mirent en avant des observations que nous pourrions ajouter aux précédentes : Peter présenta un malade atteint d'une sciatique double symptomatique, vraisemblablement d'une affection médullaire ; Pidoux déclara avoir noté un cas d'arachnitis spinale au cours d'un rhumatisme blennorrhagique ; Ricord prétendit avoir vu survenir, dans les mêmes conditions, des symptômes de paralysie.

Stefanini (1880) a publié l'histoire d'un blennorrhagien convalescent qu'on fut obligé de sonder. Le lendemain et le surlendemain du cathétérisme, on nota une température de 40°, les urines devinrent troubles et sanguinolentes. Les membres inférieurs sont paralysés et insensibles. Le seizième jour la vessie se vide spontanément et la guérison totale survient deux mois après le début de la blennorrhagie.

Hayem et Parmentier (1888) font paraître un travail important dans lequel ils affirment que les accidents spinaux doivent être rangés parmi les localisations exceptionnelles de la blennorrhagie. Ils publient en même temps deux observations. Dans la première un rhumatisme blennorrhagique avait intéressé presque toutes les articulations, y compris celles de la colonne. On put noter des douleurs fulgurantes dans les membres inférieurs qui furent hyperesthésiés, des douleurs sous-lombaires, un affaiblissement marqué de la motilité, de l'exagération des réflexes. Les phénomènes méningo-médullaires, très persistants, alternèrent et coïncidèrent avec les accidents articulaires et une reprise de l'écoulement. Le second malade était syphilitique, mais la médication antisyphilitique n'avait eu aucun succès.

Charcot présentait, en 1888, à sa Clinique un sujet semblable aux précédents; pour lui, il ne s'agissait pas d'une affection spinale infectieuse blennorrhagique, mais d'une affection spinale consécutive avec lésions articulaires : « En résumé, dit cet auteur, je ne crois pas qu'il soit encore démontré qu'il existe une méningo-myélite blennorrhagique à proprement parler, c'est-à-dire manifestation directe de l'infection blennorrhagique. Il me semble que les cas de paraplégie spasmodique amyotrophique observés jusqu'ici peuvent s'interpréter en admettant que l'infection spinale en cause est une conséquence des arthropathies. »

Charier et Février (1888) n'en exposent pas moins, sous le titre de « manifestations spinales de la blennorrhagie », l'histoire d'un individu offrant des accidents nerveux caractérisés surtout par des mouvements étendus, incessants, involontaires et inconscients.

En 1889, paraît une thèse de Dufour sur les méningo-myélites blennorrhagiques ; chez le patient observé par cet auteur la blennorrhagie datait de janvier et les troubles médullaires du mois de mars. On nota des arthropathies. Les symptômes furent ceux d'une méningo-myélite ascendante, vérifiée à l'autopsie, dans laquelle on constata aussi l'état inflammatoire du canal.

Spillmann et Haushalter ont fait paraître en 1891 un travail qui contient la relation de deux faits à peu près identiques. Il s'agit de deux femmes enceintes, atteintes de blennorrhagie avec arthropathies, qui présentèrent des phénomènes paralytiques et atrophiques accompagnés d'eschares et de troubles sensitifs.

En 1892, M. L. Raynaud publie deux observations. Dans la première : blennorrhagie, arthrite du genou gauche. Atrophie musculaire généralisée. Cachexie et mort par myélite. A l'autopsie, moelle sans lésion macroscopique. Dans la seconde : blennorrhagie avec arthrites multiples. Paraplégie et douleurs violentes dans les membres inférieurs. Douleurs lombaires. Guérison.

Engel Reimers (1893) a donné dans un travail déjà cité la relation d'un cas de méningite spinale. Il s'agit d'un sujet amené à l'hôpital trois semaines après le début d'une chaudepisse, qui était alors en pleine période d'état. Il offrait de la céphalée, des frissons, de la raideur de la nuque, avec une température élevée et de l'herpès labial. Amélioration deux jours après. Cependant les symptômes spinaux persistent. Ils consistent en raideur de la colonne, douleur au niveau des vertèbres, hyperesthésie cutanée, augmentation des réflexes. Ils disparaissent avec la gonorrhée.

A tous ces faits, il faudrait joindre, pour être complet, les suivants : M. Fournier a observé (*A. D. S.*, 1889) un individu atteint d'arthropathies déformantes avec atrophie musculaire, d'origine blennorrhagique, et a supposé qu'il s'agissait d'un rhumatisme blennorrhagique de forme spinale. P. Raymond (*Revue générale*, 1891) déclare avoir vu deux cas de rhumatisme blennorrhagique avec amyotrophies telles qu'elles faisaient penser à une lésion matérielle des cornes antérieures.

Avant de donner une courte description des symptômes qui traduisent les myélites et les méningo-myélites blennorrhagiques, nous devons immédiatement reconnaître qu'un certain nombre des observations que nous avons réunies sont fortement discutables.

Et, d'abord, on doit tenir grand compte de l'opinion de Charcot. Au moins le rôle provocateur des arthropathies ne doit-il pas être complètement négligé. Il est probable qu'il faut aussi faire la part des coïncidences. Certaines observations prêtent à la critique à d'autres points de vue ; quoi qu'en disent Charier et Février, l'hystérie a bien pu être la coupable dans le cas qu'ils ont publié. Les névrites multiples n'ont-elles pas joué quelquefois un rôle et MM. Spillmann et Haushalter ne doivent-ils pas tenir compte de la grossesse de leurs malades dans la genèse des accidents qu'ils ont notés ? Un des malades de MM. Hayem et Parmentier est syphilitique ; l'autre, qui a offert des manifestations douloureuses au niveau des vertèbres ne peut-il être comparé au sujet de Vulpian dont nous avons parlé et chez lequel des arthrites vertébrales avaient irrité les racines nerveuses médullaires ? Peut-être même ne faudrait-il pas complètement oublier les paralysies par inhibition, qui ont remplacé de nos jours les paralysies réflexes d'autrefois.

Mais, jusqu'à plus ample informé, les faits restent cependant assez nombreux et assez concluants pour qu'on ne puisse faire table rase des complications spinales de la blennorrhagie, dont Dufour donne la description suivante :

Les méningo-myélites blennorrhagiques peuvent prendre les formes les plus diverses. La lésion médullaire varie dans son siège, sa gravité, sa tendance à l'envahissement. Les symptômes sont tantôt légers, tantôt graves. Ils portent sur la motilité ou sur la sensibilité, ou sur la motilité et la sensibilité tout ensemble. Le tableau clinique le plus habituel est celui de la forme dorso-lombaire de la myélite partielle aiguë ou subaiguë, que traduisent de la fièvre, les douleurs en ceinture et, au niveau des foyers de myélite, les fourmillements et les soubresauts des membres inférieurs, la perte rapide de la sensibilité et de la motilité, les désordres du côté de la miction et de la défécation, quelquefois les troubles trophiques. La marche est celle de toutes les myélites infectieuses et le pronostic fatal dans un tiers des cas.

En terminant, nous insisterons encore sur cette présence si fréquente des arthropathies. Ajoutons que la cystite a été assez fréquemment notée (Leyden, Stefanini, etc.), et le fait n'a rien d'étonnant si l'on songe avec quelle fréquence celle-ci a été observée au cours des « paralysies secondaires » (cystite cantharidienne, par calcul, etc.).

Reste à se demander par quel mécanisme l'infection arrive à créer la myélite ou la méningo-myélite. S'agit-il d'une infection primitive ou d'infections secondaires ? Les microbes ou les produits solubles sont-ils plus directement en cause ? Gagnent-ils par la voie circulatoire ou par la voie nerveuse ascendante, la moelle et ses enveloppes ? Ce sont là autant de questions que nous ne saurions actuellement résoudre et ce chapitre contient assez d'hypothèses pour que nous ne soyons pas tentés de les multiplier encore.

Atrophies musculaires

L'atrophie musculaire peut, chez les blennorrhagiens, dépendre de causes diverses que nous allons passer en revue.

Il existe une amyotrophie régionale, suivant l'expression de P. Raymond, en rapport étroit avec les arthropathies et atteignant les muscles voisins des jointures affectées. Cette atrophie, qui s'installe plus ou moins rapidement et qui frappe plus particulièrement l'extenseur au-dessus de l'articulation, n'a rien de spécial et n'est autre que celle qu'on observe au cours des arthrites envisagées au point de vue le plus général.

Les amyotrophies diffuses nous intéressent plus spécialement.

Les unes dépendent certainement des névrites (cas de Reimers), d'autres ont été attribuées aux lésions médullaires. Nous citerons, à cet égard, les faits de Hayem, de Charcot, de Dufour, de Spillmann et de Haushalter, qui incriminent plus ou moins directement la moelle. M. Oudin (1892) a noté quatre fois des atrophies musculaires remarquables par leur distribution, car, s'il existait chez les malades des muscles atrophiés voisins des articulations compromises, il était à remarquer qu'on en trouvait d'autres, sans le moindre rapport avec les jointures atteintes, et séparés par des intervalles des muscles sains. Oudin penche pour une invasion des centres nerveux par les toxines ou les gonocoques. Nous avons, d'autre part, cité le cas de Fournier où une blennorrhagie arthropathique déformante, accompagnée d'atrophie musculaire, était considérée par cet auteur comme un rhumatisme blennorrhagique de forme spéciale. Enfin, nous rappellerons encore les deux faits de S. Raymond, tenté, pour les expliquer, de croire à une lésion des cornes antérieures.

Mais voici que P. Raymond publie dans la *Gazette médicale de Paris* (1891) une observation d'arthrites multiples et d'atrophie musculaire généralisée, consécutive, en rapport probable avec une infection blennorrhagique et que celle-ci doit, à ses yeux, rentrer dans la classe des myopathies progressives.

Quelles que soient les difficultés qu'on éprouve à interpréter les cas que nous venons d'énumérer, il n'en reste pas moins acquis, au point de vue clinique, qu'il existe deux types d'atrophies musculaires chez les blennorrhagiens: le type local ou régional, le plus banal, mais probablement aussi le plus fréquent, et le type diffus.

Encéphale

En écrivant sa revue, P. Raymond conclut : « Il faut reconnaître que tous ces faits sont entourés d'incertitudes multiples et prêtent à la discussion. » Cette remarque est surtout de mise lorsqu'il s'agit de passer en revue les désordres cérébraux qui peuvent accompagner la blennorrhagie.

Nous éliminerons ici les troubles encéphaliques qui peuvent, à titre banal, accompagner les endocardites graves ou les autres complications de la blennorrhagie. Il s'agit simplement du rhumatisme cérébral blennorrhagique auquel Bonnet a consacré sa thèse en 1877.

Accepté par Ricord, le rhumatisme cérébral blennorrhagique a été mis en doute par Rollet et admis avec réserve par Fournier. Son histoire ne comprend que quelques observations résumées dans le travail de Bonnet.

Peut-être le rhumatisme cérébral blennorrhagique existe-t-il réellement ? Mais il faut avouer avec Talamon, que les faits qui précèdent sont bien discutables. Sauf l'observation sixième qui reste douteuse, il n'est pas un seul de ces cas, nous dit cet auteur, qui soit un fait bien établi de complication cérébrale développée dans le cours d'un rhumatisme blennorrhagique vrai. Tous les autres sont des exemples de rhumatisme cérébral compliquant le rhumatisme ordinaire le mieux caractérisé. Nous ajouterons que le malade de Tixier, qui était garçon d'hôtel, a eu probablement un accès de delirium tremens.

M. P. Raymond admet cependant, dans les faits réunis par Bonnet, la possibilité de la méningite par gonocoques ou par infections secondaires. Eichhorst croit aussi que la méningite se rencontre dans la chaudepisse.

Ce serait le cas de rappeler une observation de Panas (1891). Cet auteur aurait pu observer une poussée de méningite basilaire, traduite, entre autres symptômes, par une névrite optique, chez un homme soumis à l'influence de l'intoxication blennorrhagique ; mais il est bon de faire remarquer que le sujet en question avait vu les accidents cérébraux se développer sous l'influence d'un refroidissement, à la suite de l'entrée dans une glacière.

Nous n'avons pas, en terminant, à traiter ici des névroses locales qui portent sur la sensibilité, la motilité et la sécrétion, névroses si bien étudiées par Ultzmann et dont M. Raymond ne veut pas faire de complications directes de la blennorrhagie. Mais nous rappellerons que M. P. Raymond décrit une hystérie blennorrhagique, qu'il serait tenté d'attribuer à une intoxication des centres nerveux et qui nous semble ne rien présenter de bien particulier.

On a décrit des troubles des sens. Les faits que nous connaissons se bornent à une diplopie temporaire et deux surdités incomplètes (Fournier), à une affection des bronches labyrinthiques du nerf auditif (Fischel) et à la névrite optique de Panas. Ce n'est vraiment pas la peine d'insister.

P. Raymond a encore énuméré, à titre de troubles vaso-moteurs, certaines éruptions blennorrhagiques sur lesquelles nous reviendrons dans un autre chapitre.

CHAPITRE V

MANIFESTATIONS OCULAIRES

Indépendamment des ophtalmies à gonocoques que nous avons étudiées précédemment, l'œil peut présenter des accidents qui sont véritablement l'expression de métastases d'origine blennorrhagique, le résultat d'une infection générale qui se localise momentanément sur la conjonctive (conjonctivite de Fournier) ou sur la chambre antérieure (aquo-capsulite).

1° **Conjonctivite.** — Fournier a décrit avec beaucoup de soin une variété de conjonctivite qu'on voit parfois se produire chez les blennorrhagiens sans qu'il y ait eu inoculation de la muqueuse. Elle présente d'ailleurs des caractères cliniques tout à fait spéciaux.

Elle se manifeste par une tuméfaction œdémateuse de la conjonctive; elle s'accompagne d'une hypersécrétion plus ou moins abondante qui n'est jamais purulente. Davis Satler n'a pas trouvé de gonocoque[1].

[1] Trousseau : *Gaz. hôp.*, 1890.

En général, il existe une rougeur intense ; les troubles subjectifs sont d'ailleurs assez peu prononcés ; ils ne sont pas alarmants ; l'accident est éphémère et disparaît assez vite.

Les rapports avec la blennorrhagie sont indiqués par ce fait qu'on la voit récidiver chez les individus qui l'ont présentée lors d'une première atteinte du gonocoque à chaque récidive ou recrudescence. Elle coïncide souvent avec des poussées articulaires multiples et aiguës. On la voit apparaître d'ordinaire vers la fin de la troisième semaine ; elle passe volontiers d'un œil à l'autre, mais les atteint rarement simultanément.

Elle se distingue facilement des formes atténuées de la conjonctivite à gonocoque par sa bénignité, sa marche, l'absence de suppuration, les rapports qu'elle présente avec les récidives et les poussées articulaires.

2° **Aquo-capsulite.** — Si la conjonctivite de Fournier ne paraît pas très rare pour les observateurs qui la recherchent avec soin, il n'en est pas de même de l'aquo-capsulite. Cette dernière est l'iritis blennorrhagique de Mackenzie.

Elle paraît consister en l'inflammation de la séreuse qui revêt les parois de la chambre antérieure, c'est donc une descemetite. Les troubles de la face postérieure de la cornée sont constitués par de petits exsudats adhérents à la membrane de Descemet, exsudats qui revêtent tantôt la forme de petits flocons blanchâtres, tantôt celle d'un précipité brillant. En même temps, on constate de la paresse de l'iris; la pupille se contracte mal, son pourtour est un peu irrégulier; rarement, il existe quelques synéchies. L'humeur aqueuse est souvent un peu trouble, et il peut se produire un véritable hypopyon. Enfin il s'y joint de l'injection périkératique. Subjectivement, le malade se plaint de larmoiement, de photophobie et de douleurs, d'ailleurs modérées.

L'aquo-capsulite blennorrhagique est souvent double, tantôt d'emblée, tantôt successivement. On voit que ses allures générales la rapprochent étroitement de l'iritis séreuse rhumatismale.

En général, cette petite lésion, rarement dangereuse, coïncide avec des poussées articulaires et récidive très volontiers chez des individus qui l'ont présentée. Elle a été d'ailleurs constatée (hypopion) chez des malades qui présentent, d'autre part, des accidents de pyohémie mortelle (Martin) et révèle évidemment une infection générale sur la nature de laquelle nous ne possédons encore aucun document précis.

Le *traitement* est simple : on instillera de l'ésérine et de l'atropine afin de mobiliser l'iris et d'éviter les synéchies. Si l'inflammation était intense, on ferait des saignées et de la révulsion, on donnerait du calomel à l'intérieur, etc. ; en cas d'hypopion et si la tension oculaire était augmentée, on aurait recours à la paracentèse cornéenne. Il est vivement à désirer que les opérateurs qui auront cette petite opération à pratiquer pensent à examiner le liquide qui s'échappera.

CHAPITRE VI

PÉRIOSTITES

Nous avons vu que, dans certaines formes d'arthropathies blennorrhagiques, les extrémités osseuses paraissaient participer vivement au processus pathologique.
Indépendamment de ces faits, on a signalé (Fournier,
Ozenne), dans le cours de la chaudepisse, des tuméfactions douloureuses passagères du périoste de la crête
tibiale. Jacquet a insisté sur ce fait qu'en cas de douleur du talon on trouvait le calcanéum manifestement plus volumineux que son congénère sain. Il n'y
a pas lieu d'insister sur ces observations, non plus
que sur les interprétations qu'elles comportent.

CHAPITRE VII

DERMATOSES

On a décrit et étudié avec soin, dans ces derniers temps, les déterminations cutanées de la blennorrhagie[1]. Si l'on examine les observations, on voit que, dans la grande majorité des cas, on se trouve en présence de faits qui doivent être étroitement rapprochés de l'une quelconque des variétés de l'érythème polymorphe. Il en était ainsi dans les faits de Finger (1880), de Lewin, de Molénes, de Raynaud, etc. En d'autres termes, elles apparaissent comme des angio-névroses paralytiques qui vont de la tache érythémateuse à la macule purpurique. Jadis, je n'ai pas cru pouvoir rapporter à la chaudepisse dont elle était atteinte l'éruption herpétiforme que présentait une femme d'ailleurs atteinte de blennorrhagie et dont j'ai publié l'histoire[2].

On a même pensé que les éruptions attribuées

---

[1] PERRIN : *A. D. S.*, 1890. — Nous nous sommes occupé ailleurs des stomatites décrites par M. Ménard.

[2] *A. D. S.*, 1887. *Erythème polymorphe herpétiforme.* — Actuellement, l'unité de nature des érythèmes polymorphes ne peut plus se soutenir.

autrefois aux balsamiques étaient réellement secondaires à la blennorrhagie, ce qui est certainement inexact dans nombre de cas et très douteux pour les autres.

Il est très difficile d'interpréter actuellement les érythèmes observés au cours de la blennorrhagie ; on doit se souvenir que certains sujets sont particulièrement aptes à présenter des manifestations anormales du côté du tégument, et cela sous l'influence des causes les plus insignifiantes (banalité dermographique de E. Besnier). Au reste, on sait aussi que les érythèmes ne sont souvent que des accidents secondaires et accessoires au cours de nombre d'infections, de quelque nature et de quelque origine qu'elles soient.

Nous devons seulement signaler une observation singulière de E. Vidal[1], qui diffère sensiblement des précédentes. Il s'agissait d'un homme qui, au cours d'une deuxième blennorrhagie compliquée de poly-arthrite grave et de conjonctivite métastatique, vit survenir sur le tronc et les membres une éruption symétrique de papules recouvertes de croûtes sèches et cornées. Un an plus tard, le malade rentra dans le service de E. Besnier pour une poussée semblable à la première et qui coïncidait avec une nouvelle blennorrhagie compliquée, comme l'autre, de poly-arthrite. Pendant cette seconde atteinte, les ongles tombèrent.

[1] A. D. S., 1893.

CHAPITRE VIII

SEPTICÉMIES
AU COURS DE LA BLENNORRHAGIE

On a vu survenir pendant l'évolution de la chaude-pisse des septico-pyohémies graves et même mortelles présentant toutes les allures classiques de l'infection purulente[1]. Toujours, d'ailleurs, ces accidents sont accompagnés d'autres manifestations à distance : arthrite suppurée, cardiopathies, etc.

Hoffa, von Holst, etc., n'y voient pas autre chose que des septicémies indépendantes ou surajoutées, non gonococciques. En 1882, Martin pensait cependant avoir constaté des gonocoques dans le pus des infarctus.

Je crois cependant qu'actuellement on ne peut les interpréter autrement que comme des septicémies banales. Notons en passant la fréquence des endocardites en pareil cas (Desnos, Meuriot, Leyden). Dans le fait déjà cité d'Ely, on peut se convaincre qu'il

---

[1] Delorme : *Recueil de méd. militaire*, 1885.

s'agissait de microbes de la suppuration. L'uréthrite blennorrhagique ne peut être considérée comme la porte d'entrée et encore son rôle étiologique n'est-il pas parfaitement établi. Bien que ces faits soient heureusement très rares, l'étude sérieuse des infarctus nous apprendra ce qu'il faut penser de l'exactitude des constatations de Martin. Il me paraît confirmation offrirait un grand intérêt au que leur point de vue de la conception générale de la maladie, surtout si on y constatait le gonocoque seul[1].

[1] Je rappelle pour mémoire qu'on a signalé des phlébites au cours du rhumatisme blennorrhagique (MARTEL : A. D. S., 1887). — Eichhorst dit qu'il a constaté deux fois une tuméfaction de la rate apparaissant et disparaissant avec une blennorrhagie.

CONCLUSIONS

PROPHYLAXIE. — MARIAGE

Il est temps de se l'avouer : le pronostic de la blennorrhagie est d'une gravité redoutable et le gonocoque s'inscrit au premier rang parmi les plus dangereux microbes pathogènes. Ce n'est pas tant pour l'individu qu'il est à craindre que pour l'espèce. Sans doute, les complications infectieuses de la chaudepisse, les lésions qu'elle laisse dans l'urèthre sont loin d'être à dédaigner ; mais, en réalité, la mort est une terminaison tout à fait exceptionnelle de la blennorrhagie ou de ses reliquats, surtout si l'on considère le nombre immense des infections qui se contractent. Déjà nous voyons l'épididymite double compromettre ou abolir la puissance fécondante du mâle ; mais c'est, par-dessus toute autre considération, la connaissance que nous possédons actuellement de la blennorrhagie féminine qui nous fait apercevoir combien le gonocoque stérilise d'une façon désastreuse des femmes jeunes et vigoureuses et compromet la reproduction. Il n'est pas douteux pour moi que la syphilis ne cause moins de ravages et n'influe d'une façon moins lamentable sur la dépopulation.

Cependant nous possédons des ressources thérapeutiques, sinon infaillibles, du moins puissantes et nos efforts doivent tendre à épargner la mère en désinfectant l'urèthre du mari.

Actuellement, il ne nous paraît pas possible de protéger efficacement l'homme contre la chaudepisse. Il est incontestable que la déplorable extension de la prostitution clandestine favorise merveilleusement la multiplication des blennorrhagies et que sa restriction tant de fois réclamée a quelques chances d'en diminuer le nombre. Mais la blennorrhagie se dissimule trop facilement chez la femme, indépendamment même de sa volonté, pour qu'on puisse parvenir à un résultat bien appréciable de ce côté.

En réalité, la prophylaxie de la blennorrhagie se limite à préserver la femme ; c'est donc une question de mariage, et tous nos efforts doivent tendre à empêcher l'homme de se marier aussi longtemps qu'il reste contagieux. Evidemment, il est ridicule de vouloir interdire le mariage à tout individu ayant souffert de la chaudepisse ; on voit de suite où nous mènerait cette proposition d'un éminent chirurgien anglais ! Mais ce qu'il faut faire, c'est prévenir les individus de la gravité de leur état; c'est leur dire que la chaudepisse est une maladie grave, et ne pas la traiter avec indifférence; c'est enfin leur faire connaître immédiatement les obligations que leur impose la maladie au point de vue matrimonial; en un mot, c'est tenir en présence de la blennorrhagie la même conduite qu'en présence d'un chancre induré.

Je crains que beaucoup de médecins même consultés ne soient pas assez exigeants et autorisent trop facilement les unions. Peut-être nos prédécesseurs ont-ils amené plus d'un accident en traitant les gouttes militaires par le mariage.

D'excellents auteurs, Finger entre autres, exigent de leurs malades des conditions telles que l'on puisse supposer une restitution *ad integrum* du canal uréthral. En théorie, ils ont incontestablement raison ; mais je crains bien que leurs desiderata ne soient pas souvent réalisés. Peu de malades sont en position de se soumettre à des traitements que peu de médecins pourraient prescrire et exécuter, en admettant même qu'ils soient toujours efficaces.

Dans tous les cas, on ne devra jamais autoriser au mariage un individu dans l'urèthre duquel on trouve des gonocoques. En pratique grossière, je crois qu'il faudra donc rester sur la négative aussi longtemps que les individus tacheront leur linge pendant la journée et présenteront au réveil une goutte blanche ou jaune. Du reste, chez les sujets douteux, il faudra provoquer, autant que possible, les recrudescences par l'alcool, l'injection de quelques gouttes de nitrate d'argent ou de sublimé et voir comment le canal se comporte en présence de ces excitations. A cela il faudra joindre des examens microscopiques minutieux et répétés. Quand 5 à 6 examens pratiqués à deux ou trois jours d'intervalle ne permettent de constater aucun gonocoque, et cela dans les conditions que nous avons indiquées, je pense que l'on peut laisser à un blennorrhagique sa liberté d'action. Il faut d'ailleurs prendre des précautions égales en présence d'un simple suintement muqueux intermittent.

Je n'ignore pas que cette manière de faire n'entraîne pas une sécurité absolue et qu'il faudrait exiger un canal absolument sec et de calibre normal pour y parvenir. Cependant, je pense que, dans la grande majorité des cas, elle est suffisante pour écarter la contagion qui se produit si souvent pendant les premiers temps du mariage. Les hommes s'y soumettront d'ailleurs volontiers si l'on prend la peine de les prévenir des accidents auxquels ils exposent leurs femmes et leurs enfants.

Il existe une foule de savants mémoires et de mesures compliquées destinées à encourager la reproduction et à enrayer la dépopulation ; rien ne sera plus efficace à ce point de vue que d'examiner avec soin les blennorrhagiens et d'en assurer la désinfection avant le mariage.

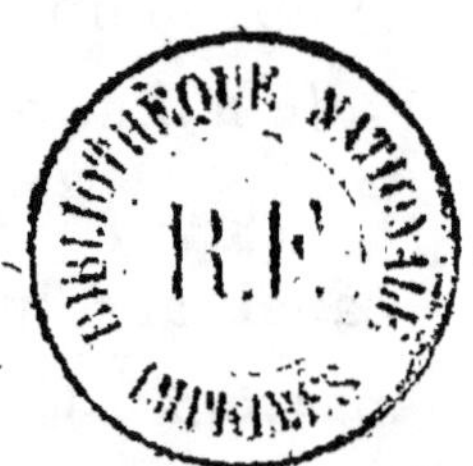

TABLE DES MATIÈRES

GÉNÉRALITÉS

CHAPITRE I

PREMIÈRE PARTIE
AFFECTIONS BLENNORRHAGIQUES

PREMIÈRE SECTION
BLENNORRHAGIE URO-GÉNITALE DE L'HOMME

CHAPITRE I

BLENNORRHAGIE URÉTHRALE

CHAPITRE II

CYSTITES DANS LA BLENNORRHAGIE

CHAPITRE III

DÉTERMINATIONS PROSTATIQUES ET GÉNITALES

CHAPITRE IV

COMPLICATIONS PÉNIENNES

DEUXIÈME SECTION

BLENNORRHAGIE URO-GÉNITALE DE LA FEMME

CHAPITRE I

BLENNORRHAGIE VULVO-VAGINALE

CHAPITRE II

BLENNORRHAGIE UTÉRINE

CHAPITRE III

BLENNORRHAGIE SALPINGO-PÉRITONÉALE

TROISIÈME SECTION

BLENNORRHAGIE URO-GÉNITALE DES ENFANTS

QUATRIÈME SECTION
LOCALISATIONS BLENNORRHAGIQUES COMMUNES AUX DEUX SEXES

CHAPITRE I

CHAPITRE II

CHAPITRE III

BLENNORRHAGIE CONJONCTIVALE D'INOCULATION

DEUXIÈME PARTIE
LES INFECTIONS BLENNORRHAGIQUES

CHAPITRE I

CHAPITRE II

CHAPITRE III

CARDIOPATHIES BLENNORRHAGIQUES

CHAPITRE IV

COMPLICATIONS NERVEUSES

CHAPITRE V

CHAPITRE VI

CHAPITRE VII

CHAPITRE VIII

CONCLUSIONS

Tours, imp. Deslis Frères, rue Gambetta, 6